219 Anaesthesiologie und Intensivmedizin
Anaesthesiology and Intensive Care Medicine

vormals „Anaesthesiologie und Wiederbelebung"
begründet von R. Frey, F. Kern und O. Mayrhofer

Herausgeber:

H. Bergmann, Linz (Schriftleiter)
J. B. Brückner, Berlin · M. Gemperle, Genève
W. F. Henschel, Bremen · O. Mayrhofer, Wien
K. Meßmer, München · K. Peter, München

P. M. Suter   M. Baum   T. J. Luger   (Hrsg.)

Beatmungsformen

ZAK 1989

Mit 51 Abbildungen und 9 Tabellen

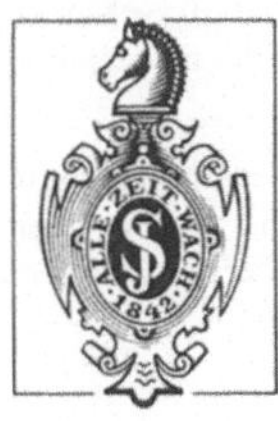

Springer-Verlag

Berlin Heidelberg New York
London Paris Tokyo
Hong Kong Barcelona
Budapest

Prof. Dr. med. Peter M. Suter
Hôpital Cantonal Universitaire, Départment d'Anesthésiologie
24, rue Micheli-du-Crest, CH-2111 Genève 4, Switzerland

Ing. Marcel Baum   Dr. med. Thomas J. Luger
Klinik für Anaesthesie und Allgemeine Intensivmedizin
Universität Innsbruck, Anichstraße 35
A-6020 Innsbruck, Austria

ISBN-13: 978-3-540-53840-0   e-ISBN-13: 978-3-642-46738-7
DOI: 10.1007/978-3-642-46738-7

Die Deutsche Bibliothek – CIP-Einheitsaufnahme
Beatmungsformen / ZAK 1989. P. M. Suter ... (Hrsg.). –
Berlin; Heidelberg; New York; London; Paris; Tokyo; Hong Kong; Barcelona;
Budapest: Springer, 1991
(Anaesthesiologie und Intensivmedizin; 219)

NE: Suter, Peter M. [Hrsg.]; ZAK ⟨1989, Innsbruck⟩ GT

Satz: Elsner & Behrens GmbH, Oftersheim

19/3130-543210 – Gedruckt auf säurefreiem Papier

Vorwort

Beatmungstechniken 1990 – patientenadaptiert mit Spielregeln

Die Methoden der maschinellen Beatmung sind während der letzten
20 Jahre schrittweise verfeinert worden. Dabei wurden im besonderen die folgenden Aspekte mit spezifischen Techniken verbessert:

- die pulmonale Gasaustauschoberfläche, die oft pathologisch
  reduziert ist, kann erhöht und damit kann der Sauerstoff- und
  CO_2-Transfer zwischen Alveolen und Blutkreislauf verbessert
  werden;
- eine Verminderung von Schädigungen des Lungengewebes durch
  hohe Beatmungsdrücke oder Superinfektion;
- eine Verhütung von Nebenwirkungen der Beatmung auf andere
  vitale Organfunktionen.

Differenzierte Beatmungsstrategien, maßgeschneidert entsprechend
dem vorliegenden respiratorischen Problem eines individuellen Patienten, erlauben heute eine effiziente und schonende Therapie. Eine
gute Rekrutierung von funktionell intaktem Lungengewebe ist
besonders dann wichtig, wenn ein akutes restriktives Lungenversagen vorliegt, z. B. nach Abdominalchirurgie oder Trauma, bei
Lungenödem oder akutem Atemnotsyndrom des Erwachsenen
(ARDS). Dies kann einerseits mit der Applikation (oder Erhöhung)
eines kontinuierlich positiven Atemwegsdruckes während der Spontanatmung, oder eines PEEP bei maschineller Beatmung erreicht
werden. Andererseits kann eine individuelle Adaptation von Atemzugvolumen und Zeitverhältnis Inspiration/Exspiration zusätzlich
dazu beitragen, eine gute Gasaustauschfunktion der Lunge zu
erreichen.

Im ersten Teil dieses Bandes werden diese Prinzipien von Kellermann, Lazarus sowie Koller et al. dargestellt. Ergänzend dazu
beschreiben Pfenninger und Bachmann Prinzipien, Indikationen und
offene Fragen der Hochfrequenzbeatmung in der Pädiatrie. Falke
schließlich liefert uns eine aktuelle Stellungnahme zu den Vor- und
Nachteilen der augmentierenden Beatmungstechniken.

Im zweiten Teil gelangen spezifische Beatmungsstrategien bei
speziellen Interventionen oder Krankheitsbildern zur Darstellung.

Die Hochfrequenzventilation hat sich von einem Alleskönner vor 10 Jahren zu einer spezifischen Technik in der Pädiatrie, in der Larynx-, Trachea- und Bronchuschirurgie sowie in der Behandlung bronchopleuraler Fisteln gewandelt. Ist dies der Anfang vom Ende? Die Modeströmung ist schon lange abgeflaut, die hier beschriebenen Indikationen gelten jedoch noch heute als die besten. Die intermittierende maschinelle Ventilation (IMV) kombiniert mit druckunterstützter Spontanatmung wird nicht nur bei der Entwöhnung, sondern auch als eigentliche Beatmungsart immer häufiger eingesetzt. Dies erlaubt ein effizientes Zusammenspiel maschineller und assistierter Spontanatemzüge und verhindert auch eine Ermüdung der Atemmuskulatur. Eine gut adaptierte Beatmungstherapie der akuten Lungeninsuffizienz bei Myokardinfarkt und bei chronisch obstruktiver Lungenerkrankung trägt das seine zu einer raschen Erholung der Vitalfunktionen bei.

Im letzten Teil werden ein paar neuere oder junggebliebene Methoden der respiratorischen Assistenz diskutiert, die nur ganz seltene Indikationen haben. In der Intensivmedizin aktive Ärzte sollten mit diesen Techniken aber wenigstens theoretischen Kontakt aufnehmen.

Die Herausgeber hoffen, daß mit dem vorliegenden Band einige zusammenfassende Übersichten, viele Denkanstöße und eine gewisse Hilfe bei der Ausbildung unserer jungen Kollegen vermittelt werden können.

Genève, im Juli 1991   *Peter M. Suter*

Inhaltsverzeichnis

Autorenverzeichnis

Bachmann, D., Dr. med.
Abteilung für Intensivpflege der Universitäts-Kinderklinik,
Inselspital Bern, CH-3010 Bern

Baum, M., Ing.
Klinik für Anästhesie und Allgemeine Intensivmedizin,
Universität Innsbruck, Anichstr. 35, A-6020 Innsbruck

Beydon, L., Dr. med.
Département d'Anesthésie – Réanimation II,
Hôpital Henri Mondor, 51, Av. de Tassigny, F-94010 Crêteil Cedex

Briegel, J., Dr. med.
Institut für Anästhesiologie,
Ludwig-Maximilians-Universität München,
Klinikum Großhadern,
Marchioninistr. 15, W-8000 München 70, FRG

Falke, K. J., Prof. Dr. med.
Institut für Anästhesiologie und operative Intensivmedizin,
Univ.-Klinikum R. Virchow, Freie Universität Berlin,
Spandauer Damm 130, D-1000 Berlin 19, FRG

Fritz, K.-W., OA, Priv.-Doz. Dr. med.
Zentrum Anästhesiologie,
Abteilung 1 der Medizinischen Hochschule Hannover,
Konstanty-Gutschow-Str. 8, W-3000 Hannover 61, FRG

Girsch, W., Dr. med.
II Chirurgische Universitätsklinik Wien,
Spitalgasse 23, A-1090 Wien

Holle, J., Prof. Dr. med.
Abt. für Plastische Chirurgie, Wilhelminenspital,
Montleartstr. 37, A-1171 Wien

Kellermann, W., Priv.-Doz. Dr. med.
Institut für Anästhesiologie,
Ludwig-Maximilians-Universität München,
Klinikum Großhadern,
Marchioninistr. 15, W-8000 München 70, FRG

Knitsch, W., Dr. med.
Medizinische Hochschule Hannover,
Zentrum Anästhesiologie, Abt. IV im Krankenhaus Oststadt,
Podbielskistr. 380, W-3000 Hannover 51, FRG

Kohl, F. V., Prof. Dr. med.
III. Innere Abteilung, Krankenhaus Neukölln,
Rodower Straße 48, D-1000 Berlin 47, FRG

Koller, W., OA Dr. med.
Klinik für Anaesthesie und Allgemeine Intensivmedizin,
Universität Innsbruck, Anichstr. 35, A-6020 Innsbruck

Lazarus, G., Prof. Dr. med.
Institut für Anästhesie der Universität Würzburg,
Josef-Schneider-Str. 2–4, W-8700 Würzburg, FRG

Luger, T. J., Dr. med.
Klinik für Anaesthesie und Allgemeine Intensivmedizin,
Universität Innsbruck, Anichstr. 35, A-6020 Innsbruck

Mallios, C., Dr. med.
Institut für Anästhesiologie, Erasmus-Universität Rotterdam,
Postbus 1738, NL-3000 Rotterdam

Mayr, W., Dr. med.
II Chirurgische Universitätsklinik Wien,
Spitalgasse 23, A-1090 Wien

Mottner, J., Dipl.-Ing.
Ing.-Büro für innovative Technik in der Medizin,
Köhlersgrundgasse 16, W-3550 Marburg, FRG

Patschke, D., Prof. Dr. med.
Chefarzt, Abt. für Anästhesie und Intensivmedizin,
Paracelsus-Klinik, Lipper Weg 11, W-4370 Marl, FRG

Pfenninger, J., Priv.-Doz. Dr. med.
Abteilung für Intensivpflege der Universitäts-Kinderklinik,
Inselspital Bern, CH-3010 Bern

Pichlmayr, I., Prof. Dr. med.
Medizinische Hochschule Hannover,
Zentrum Anästhesiologie, Abt. IV im Krankenhaus Oststadt,
Podbielskistr. 380, W-3000 Hannover 51, FRG

Putensen, C., Dr. med.
Klinik für Anaesthesie und Allgemeine Intensivmedizin,
Universität Innsbruck, Anichstr. 35, A-6020 Innsbruck

Radermacher, P., Dr. med.
Institut für Anaesthesiologie, Heinrich-Heine-Universität
Düsseldorf, Moorenstr. 5, W-4000 Düsseldorf 1, FRG

Santak, B., Dr. med.
Institut für Anaesthesiologie, Heinrich-Heine-Universität
Düsseldorf, Moorenstr. 5, W-4000 Düsseldorf 1, FRG

Scheck, P. A., Prof. Dr. med.
Institut für Anästhesiologie, Erasmus-Universität Rotterdam,
Postbus 1738, NL-3000 Rotterdam

Schultz, A., Dr. med.
Medizinische Hochschule Hannover,
Zentrum Anästhesiologie, Abt. IV im Krankenhaus Oststadt,
Podbielskistr. 380, W-3000 Hannover 51, FRG

Schultz, B., Dr. med.
Medizinische Hochschule Hannover,
Zentrum Anästhesiologie, Abt. IV im Krankenhaus Oststadt,
Podbielskistr. 380, W-3000 Hannover 51, FRG

Stöhr, H., Doz. Dr. tech.
II Chirurgische Universitätsklinik Wien,
Spitalgasse 23, A-1090 Wien

Suter, P. M., Prof. Dr. med.
Hôpital Cantonal Universitaire, Département d'Anesthésiologie,
24, rue Micheli-du-Crest, CH-2111 Genève 4

Thoma, H., Dipl.-Ing., Prof. Dr. techn.
II Chirurgische Universitätsklinik Wien,
Ordinariat für Biomedizinische Technik und Physik,
Van-Swieten-Gasse 1, A-1090 Wien

Wichert, P. von, Dr. med.
Zentrum Innere Medizin, Medizinische Poliklinik,
Univ.-Klinikum Lahnberge, Baldingerstr., D-3550 Marburg, FRG

Wanke, T., Dr. med.
Pulmonologische Abteilung, Krankenhaus der Stadt Wien-Lainz,
Wolkersbergenstr. 1, A-1130 Wien

Weilemann, L. S., Prof. Dr. med.
II. Medizinische Klinik und Poliklinik
der Johannes-Gutenberg-Universität,
Langenbeckstr. 1, W-6500 Mainz, FRG

Zwick, H., Prim. Dr. med.
Pulmonologische Abteilung, Krankenhaus der Stadt Wien-Lainz,
Wolkersbergenstr. 1, A-1130 Wien

Beatmungsformen

Rekrutierung von Gasaustauschoberfläche während IPPV: PEEP versus IRV

W. Kellermann, J. Briegel

Seit dem Beginn der Beatmungsära in den früher 50er Jahren hat sich die Beatmung zu einem differenzierten Instrumentarium entwickelt. Dabei sind anscheinend zur Optimierung des Gasaustausches Beatmungsformen erfolgreich, die nicht die physiologische Atmung nachahmen oder ersetzen, sondern im Gegenteil mit sehr unphysiologischen Mustern arbeiten.

Pathophysiologisches Korrelat der meisten Formen des akuten Lungenversagens ist die Verminderung der intrathorakalen Gasvolumina, insbesondere der funktionellen Residualkapazität. Folge ist eine Abnahme der Lungencompliance und eine Zunahme der Resistance sowie auf Seiten des Gasaustauschs die Abnahme der alveolären Ventilation. Nimmt die Perfusion nicht in gleichem Maße ab, so kommt es zu einer Störung des Ventilation-Perfusion-Verhältnisses.

In dem Lungenmodell nach Riley u. Cournand [24] werden 3 funktionelle Kompartimente unterschieden, bei denen vereinfachend die Abweichungen von der Norm als Kurzschluß oder „shunt" dargestellt sind (Abb. 1). So gibt es ein Totraumkompartiment, in dem die eingeatmete Luft nicht am Gasaustausch teilnimmt, ein Kompartiment mit idealem Gasaustausch bzw. idealem Verhältnis von Ventilation zu Perfusion und als drittes Kompartiment den Bereich der venösen

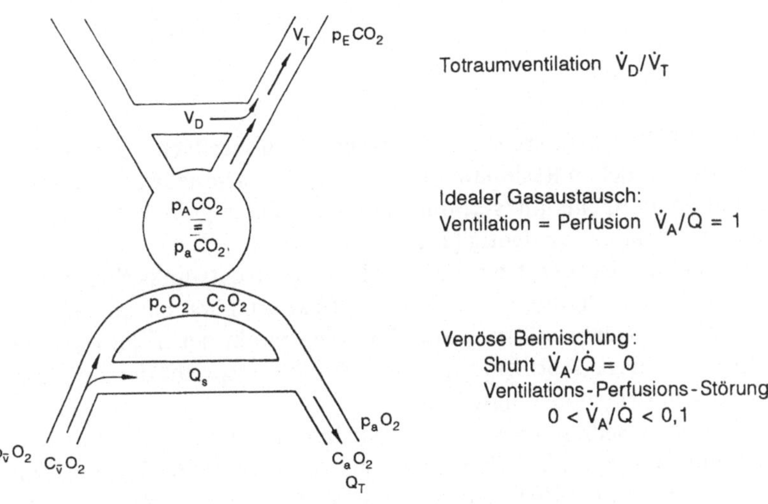

Abb. 1. 3-Kompartiment-Lungenmodell. (Nach Riley [24])

Beimischung, in dem der „wahre" intrapulmonale Rechts-links-Shunt und Bereiche sehr niedrigen Ventilation-Perfusion-Verhältnisses zusammengefaßt sind.

Die Gasaustauschoberfläche wird zum einem von den Gasräumen, dem (belüfteten) Alveolarraum, und zum anderen von dem (durchbluteten) Kapillarbereich gebildet. Die Verminderung des intrapulmonalen Gasvolumens betrifft zunächst die belüftete Seite. Es kommt zu einer Abnahme der Gasaustauschoberfläche mit Verminderung der alveolären Ventilation, aber auch mit Zunahme des intrapulmonalen Rechts-links-Shunts bzw. von Regionen sehr niedrigen Ventilation-Perfusion-Verhältnisses.

Der Gasaustausch kann bis zu einem gewissen Grad durch die Drosselung der Durchblutung in minderbelüfteten Bereichen normalisiert werden. Dies ist der Mechanismus der hypoxischen pulmonalen Vasokonstriktion (Euler-Liljestrand-Reflex). Eine gasaustauschende Oberfläche kann aber v. a. durch die Eröffnung von atelektatischen, volumenreduzierten Alveolarbezirken wieder gewonnen werden. Die einleuchtende therapeutische Konsequenz der Lungenvolumenminderung ist ein Wiederanheben der Lungenvolumina. Dieses Ziel kann inspiratorisch durch eine Vertiefung der Atemzüge oder aber durch das Unterbinden der vollständigen Expiration erreicht werden: 1) durch die Verhinderung des Druckabfalls in den Atemwegen auf den Umgebungsdruck (quasi statisch) und 2) durch eine extreme Verkürzung der Expirationszeit, wodurch sich dynamisch ein „Auto-PEEP" aufbaut (vgl. Übersicht).

Therapiekonzept: Vergrößerung des Lungenvolumens durch

- Vertiefen der Inspiration
  (erhöhtes Tidalvolumen – IPPV)
- Verhinderung der vollständigen Exspiration
  [positiv endexspiratorischer Druck (PEEP)-CPPV-CPAP]
- Verkürzung der Exspirationszeit
  [„inversed ratio ventilation" (IRV)]

PEEP

Die Beatmung mit PEEP rekrutiert effektiv Gasaustauschoberfläche, gemessen an der Zunahme der funktionellen Residualkapazität [23]. Der arterielle pO_2 nimmt zu bzw. der intrapulmonale Rechts-links-Shunt nimmt ab. Diese globale Wirkung ist mehrfach belegt und wohl unzweideutig [17, 25].

Dabei ist die Zunahme des p_aO_2 bzw. die Abnahme des Rechts-links-Shunts nicht zur Druck- und Volumenänderung linear. Dieser Effekt setzt erst bei einem PEEP ein, der etwa bei einem Atemwegsdruck am Umschlagspunkt der inspiratorischen Druck-Volumen-Kurve liegt (Abb. 2) [18]. Dieser Punkt entspricht der Eröffnung kollabierter Alveolarbezirke (Öffnungsdruck).

Unter pathologischen Bedingungen ist die Distribution der Ventilation, d. h. die Verteilung der Belüftung von minderbelüfteten bis zu überblähten Arealen, stark dispers. Bei Beatmung mit PEEP wird dieses Verteilungsmuster homogener. Bereiche mit hoher spezifischer Ventilation (Quotient von Ventilation zu Volumen)

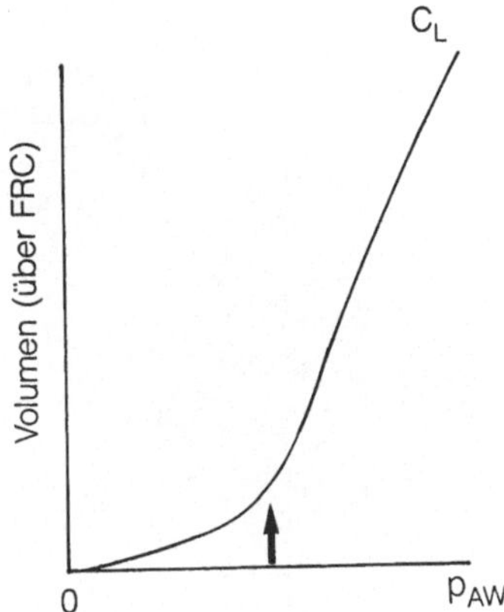

Abb. 2. Öffnungsdruck kollabierter Alveolarbezirke

nehmen mit steigender FRC ab; es nimmt unter PEEP der Anteil der Ventilation zu, der im normalen Verteilungsbereich liegt [20].

Die Rekrutierung von Gasaustauschoberfläche durch PEEP ist jedoch durch verschiedene physiologische Faktoren limitiert. So ist der Alveolarraum nicht das einzige Kompartiment innerhalb des geschlossenen Thorax. Er steht mit Herz und pulmonalem Gefäßbett in dynamischer Raumkonkurrenz. Zudem sind die Lungenveränderungen nicht homogen über der Lunge verteilt, und somit auch nicht Art und Ausmaß der Gasaustauschstörung. Neben verdichteten Bezirken finden sich im computertomographischen Querschnittsbild durchaus auch Zonen relativ normalen Lungengewebes sowie überblähte Bereiche (Abb. 3). Die Veränderung der Beatmungsmodalität, auf solch unterschiedliche Strukturen angewandt, führt auch zu einem unterschiedlichen Erfolg.

In einer Untersuchung von Gattinoni et al. [9] über die computertomographischen Veränderungen bei PEEP-Beatmung nahm der Anteil normal belüfteten Lungengewebes mit der FRC zu. Verdichtete Bezirke nahmen ab. Doch, welches im CT dicht erscheinende Substrat nimmt ab? Handelt es sich um eine Verringerung von Ödemflüssigkeit, eine Verminderung der Lungendurchblutung in vorher überperfundierten Lungenbezirken, oder die Eröffnung kollabierter Gasräume bei Zunahme des Lungenvolumens?

Dantzker et al. [6] konnten anhand von Inertgasanalysen des Ventilation-Perfusion-Verhältnisses bei ARDS zeigen, daß unter PEEP einerseits die Durchblutung in minderbelüfteten Regionen [mit besonders niedriger Ventilation-Perfusion-Relation ($\dot{V}_A/\dot{Q}$)] abnimmt, aber andererseits die Belüftung in nichtperfundierten Alveolen (mit hohem $\dot{V}_A/\dot{Q}$) auch zunimmt. Im Lungenmodell sinkt die Kapillarperfusion bei Überdruckbeatmung mit PEEP (15 cm H$_2$O)[1] drastisch ab [21]. Dies ist Folge des hohen Alveolardrucks und durch HZV-Steigerung nicht (oder nur partiell) zu kompensieren. Infolge der inversen Relation zwischen dem pulmonal-vaskulären Widerstand und dem intrapulmonalen Rechts-links-Shunt [17] ist eine Verringerung des intrapulmonalen Shunts durch PEEP auch über die Beeinflussung des pulmo-

---

[1] 1 cm H$_2$O entspricht 98 Pa.

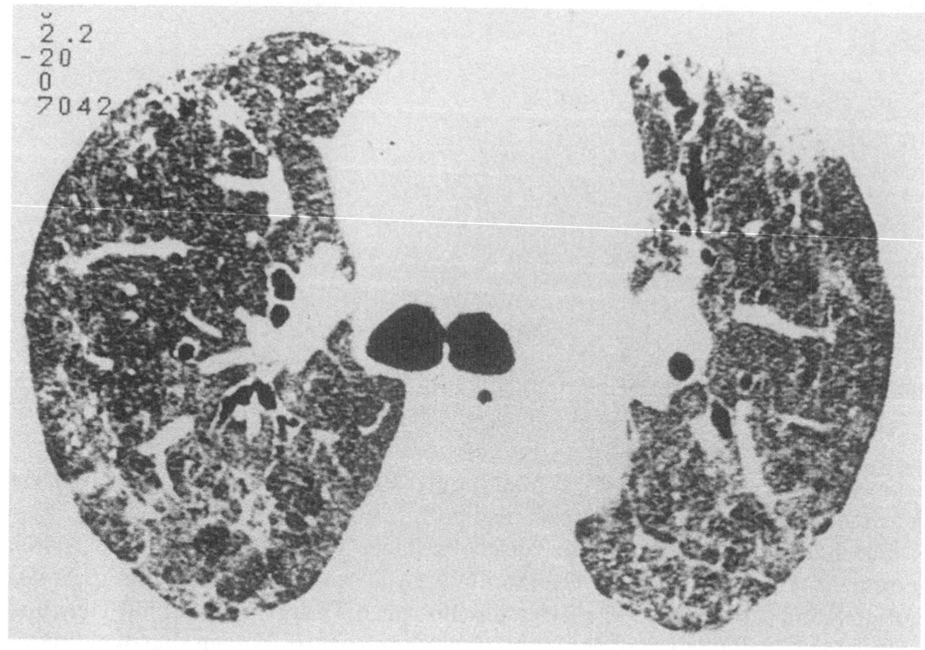

Abb. 3. CT-Schnitt durch den Thorax bei einer Patientin in einer späteren ARDS-Phase (Radiologische Universitätsklinik, Klinikum Großhadern, München)

vaskulären Widerstands denkbar. Gleichsinnig wirkt eine Reduktion des Herzzeitvolumens, die ja eine der bekanntesten Nebenwirkungen von PEEP ist [19].

Wird der HZV-Abfall unter PEEP (z. B. durch Dopamin) kompensiert, kommt es zu einer Abnahme des Shunts, einer Zunahme im normalen $\dot{V}_A/\dot{Q}$-Bereich, aber zu keiner signifikanten Veränderung in Regionen mit sehr niedrigem $\dot{V}_A/\dot{Q}$ [19]. Die Zunahme im Bereich mit sehr hohem $\dot{V}_A/\dot{Q}$ (>100), also des Totraums, kann durch Anheben des HZV verhindert werden [7, 12].

Der Einfluß der Aufblähung der Lunge auf den pulmo-vaskulären Widerstand und den Gasaustausch ist insgesamt komplex. So führt eine Normalisierung der funktionellen Residualkapazität andererseits auch zu einer Minimierung des Perfusionswiderstands und einer Rekrutierung der kapillären Perfusion [10, 22]. In der Summe führt PEEP also zu einer Rekrutierung von gasaustauschender Oberfläche durch das Anheben der funktionellen Residualkapazität, die Wiedereröffnung vorher verschlossener Alveolen und die Umverteilung der Perfusion aus nahezu kollabierten Lungenbezirken in Bereiche normaler Ventilation-Perfusion-Gradienten.

IRV

Die Inhomogenität der Lungenerkrankung wirkt sich jedoch, neben den oben angesprochenen mehr statischen Veränderungen, auch auf die Dynamik von Gasfüllung und Gastransport in der Lunge aus. Die atemmechanische Charakteri-

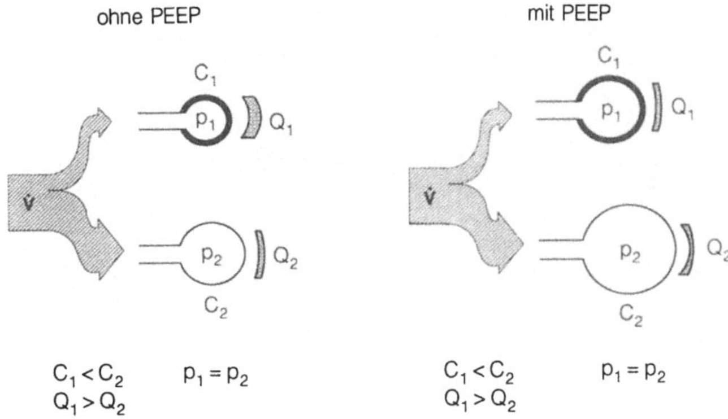

Abb. 4. Einfluß regionaler Veränderungen von Resistance und Compliance der Lunge bei PEEP-Beatmung

stik der funktionellen Lungeneinheiten oder Alveolarbezirke ist durch die sog. Zeitkonstante Tau (τ) der Ventilation bestimmt: τ = Resistance · Compliance. Bereiche „langsamer Alveolen", die insbesondere durch hohe Flußwiderstände geprägt sind, unterscheiden sich von „schnellen" Alveolarregionen, in denen die Compliance vermindert ist [22].

Bei Beatmung mit konstantem Druck ist die Zeit, in der ein bestimmtes Volumen inspiriert werden kann, von dieser Zeitkonstante τ abhängig. Sind Resistance und Compliance etwa gleich groß, dann füllen sich die verschiedenen Alveolarbereiche etwa gleich schnell. Bei erhöhtem Atemwegswiderstand – τ wird größer · wird das Endvolumen erst nach längerer Zeit erreicht. Bei erniedrigter Compliance kommt es rascher zu einem Gleichgewichtszustand, aber das Endvolumen bleibt kleiner.

In Abbildung 4 ist dieses Konzept auf die Beatmung mit PEEP übertragen: links ist die Ausgangssituation dargestellt. Die obere funktionelle Lungeneinheit mit erniedrigter Compliance wird relativ minderbelüftet (das volle Volumen wird nicht erreicht); die schraffierten Pfeile symbolisieren die Flow- und Volumenverteilung. Unter PEEP (rechts) nimmt das Volumen der niedrigcomplianten Einheit zu; der Shunt nimmt hier ab. Noch besser füllen sich jedoch die normalen Alveolareinheiten. Es kommt bei gleicher Volumenverteilung zu einer Überblähung von „gesunden" Bezirken.

Anders bei der IRV (Abb. 5). Die IRV ist durch eine gegenüber dem normalen Atemtyp verlängerte Inspiration bzw. verkürzte Exspiration gekennzeichnet. Während bei Beatmung mit normalem Inspiration-Exspiration-Zeitverhältnis (links) die „langsame" Alveole (mit der hohen Zeitkonstante τ) nur wenig belüftet wird, ändert sich die Situation unter IRV (rechts). Bei langer Inspiration bleibt genügend Zeit zur Belüftung der funktionellen Einheit mit dem hohen Widerstand. Durch die kurze Exspirationszeit baut sich ein Auto-PEEP-Effekt auf, der die Alveolareinheit offenhält. Im Gegensatz zur PEEP-Beatmung erreichen hier also die funktionellen Lungeneinheiten mit differenter Zeitkonstante ein unterschiedliches PEEP-Niveau.

Dies wirkt sich auch durchaus auf den Gasaustausch aus. Mit steigender Inspirationszeit kommt es zu einem Anstieg des arteriellen pO_2 und einer Verminde-

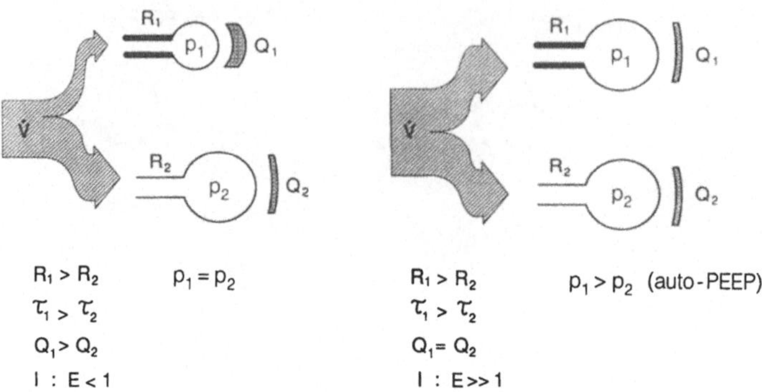

Abb. 5. Beeinflussung von regionaler Ventilation und Gasaustausch bei unterschiedlicher Compliance und Resistance durch IRV

rung des arteriellen pCO_2, d. h. also zu einer Abnahme des Shunts und auch der Totraumventilation [14, 15].

Wie unterscheidet sich dieser Gewinn an Gasaustauschoberfläche bzw. an Shuntreduktion bei IRV von der Beatmung mit PEEP?

In einer Studie von Cole et al. [4] wurde die Beatmung mit Inversed Ratio (Atemzeitverhältnis 4:1) mit PEEP-Beatmung verglichen. Dabei wurde der PEEP so gewählt, daß der Zuwachs an endexspiratorischem Volumen, das plethysmographisch gemessen wurde, gleich groß war wie bei IRV. Dies ergibt für jeden Patienten individuelle PEEP-Niveaus. Die Verminderung des intrapulmonalen Rechts-links-Shunts und damit der Gewinn für die Oxygenation war in beiden Gruppen etwa vergleichbar, aber auch die Zunahme des Atemwegsmitteldrucks und die Reduktion des Herzzeitvolumens infolge der intrathorakalen Drucksteigerung. Eine Verminde-

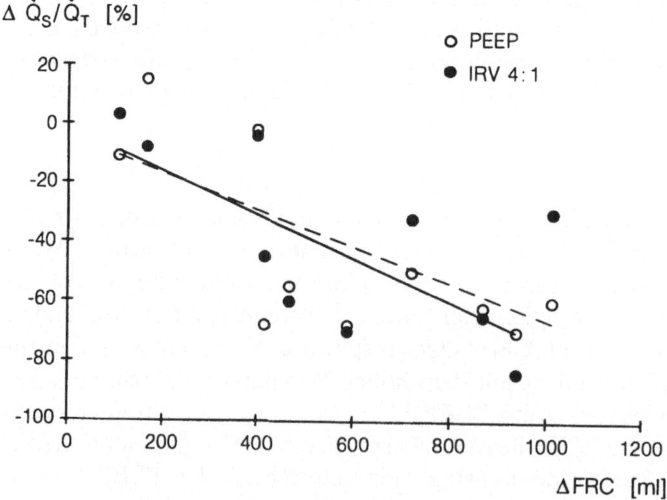

Abb. 6. FRC und Shunt bei Beatmung mit IRV und PEEP. (Nach Cole [4])

rung der Totraumventilation war allerdings auch schon bei niedrigen IRV-Levels zu verzeichnen. Die Relation von FRC-Zunahme und Verringerung des Rechts-links-Shunts war für beide Gruppen vergleichbar (Abb. 6). Es scheint also im wesentlichen die Erhöhung des Atemwegsmitteldrucks für die Rekrutierung von Gasaustauschfläche verantwortlich zu sein [8, 11].

Die spezifischen Vorteile der IRV liegen wohl besonders in der Vermeidung von Druckspitzen und deren Folgen (Barotrauma) [3, 16, 26], geringeren kardiovaskulären Nebenwirkungen [1] und in der Generierung eines niedrigen, angepaßten Flows [2]. Der Einfluß eines dezelerierenden Flows allein wird auf den Gasaustausch allerdings nur gering sein, da sich solche Flowcharakteristika bis zur Alveolarebene nivellieren [13]. Das Ausmaß der Rekrutierung von Gasaustauschoberfläche, und damit die Verbesserung der Oxygenierung, sind ebenso wie der Typ der Gasaustauschstörung [5] und die Wahl des Verfahrens vom Krankheitsstadium abhängig. So erscheint die IRV besonders geeignet bei parenchymatösen Lungenerkrankungen mit gleichzeitigen Resistanceveränderungen, wie sie auch bei ARDS vorliegen [27]. Generell ist IRV gegenüber PEEP-Beatmung günstig bei Lungenerkrankungen, bei denen starke regionale Unterschiede von Compliance und Resistance vorherrschen. Beim „Totalkollaps" von Lungenbezirken und v. a. bei Spätveränderungen mit fibrotischem Umbau des Lungengewebes, Destruktion und Rarefizierung von gasaustauschender Oberfläche verlieren letztlich beide Verfahren an Effizienz.

Literatur

1. Abraham E (1989) Cardiorespiratory effects of pressure controlled inverse ratio-ventilation in severe respiratory failure. Chest 96:1356–1359
2. Al-Saady N, Bennctt ED (1985) Decelerating inspiratory flow waveform improves lung mechanics and gas exchange in patients on intermittent positive-pressure ventilation. Intensive Care Med 11:68–75
3. Andersen JB (1989) Ventilatory strategy in catastrophic lung disease. Inversed ratio ventilation (IRV) and combined high frequency ventilation (CHFV). Acta Anaesthesiol Scand [Suppl] 90:145–148
4. Cole AGH, Weller SF, Sykes MK (1984) Inverse ratio ventilation compared with PEEP in adult respiratory failure. Intensive Care Med 10:227–232
5. Dantzker DR (1982) Gas exchange in the adult respiratory distress syndrome. Clin Chest Med 3:57–67
6. Dantzker DR, Brook CJ, Dehart P et al. (1979) Ventilation-perfusion distributions in the adult respiratory distress syndrome. Am Rev Respir Dis 120:1039–1052
7. Dueck R, Wagner PD, West JB (1977) Effects of positive end-expiratory pressure on gas exchange in dogs with normal and edematous lungs. Anesthesiology 47:359–366
8. Duncan SR, Rizk NW, Raffin TA (1987) Inverse ratio ventilation. PEEP in disguise? Chest 92:390–392
9. Gattinoni L, Pesenti A, Bombino M et al. (1988) Relationships between lung computed tomographic density, gas exchange, and PEEP in acute respiratory failure. Anesthesiology 69:824–832
10. Glazier JB, Hughes JMB, Maloney JE, West JB (1969) Measurements of capillary dimensions and blood volume in rapidly frozen lungs. J Appl Physiol 26:65–76
11. Gurevitch MJ, Van Dyke J, Young ES, Jackson K (1986) Improved oxygenation and lower peak airway pressure in severe adult respiratory distress syndrome. Treatment with inverse ratio ventilation. Chest 89:211–213

12. Hedenstierna G (1975) The anatomical and alveolar deadspaces during respirator treatment. Br J Anaesth 47:993–999
13. Hedenstierna G (1988) Pulmonary hypertension in ARDS; effects of various ventilatory pattern. In: Peter K, Lawin P, Unert K, Kellermann W (Hrsg) Intensivmedizin 1988. INA Thieme, Stuttgart New York 67:41–46
14. Lachmann B, Jonson B, Lindroth M, Robertson B (1982) Modes of artificial ventilation in severe respiratory distress syndrome. Crit Care Med 10:724–732
15. Lachmann B, Schairer W, Armbruster S, van-Daal GJ, Erdmann W (1989) Improved arterial oxygenation and CO_2 elimination following changes from volume-generated PEEP ventilation with inspiratory/exspiratory (I/E) ratio of 1:2 to pressure-generated ventilation with I/E ratio of 4:1 in patients with severe adult respiratory distress syndrome (ARDS). Adv Exp Med Biol 248:779–786
16. Lain DC, DiBenedetto R, Morris SL, Van-Nguyen A, Saulters R, Causey D (1989) Pressure control inverse ratio ventilation as a method to reduce peak inspiratory pressure and provide adequate ventilation and oxygenation. Chest 95:1081–1088
17. Lemaire F, Harf A, Teisseire BP (1985) Oxygen exchange across the acutely injured lung. In: Zapol WM, Falke KJ (eds) Acute respiratory failure (lung biology in health and disease, vol 24). Dekker, New York Basel, pp 521–553
18. Matamis D, Lemaire F, Harf A, Brun-Buisson C, Ansquer JC, Atlan G (1984) Total respiratory pressure-volume curves in the adult respiratory distress syndrome. Chest 1: 58–66
19. Matamis D, Lemaire F, Harf A, Teisseire B, Brun-Buisson C (1984) Redistribution of pulmonary blood flow induced by positive end-expiratory pressure and dopamine infusion in acute respiratory failure. Am Rev Respir Dis 129:39–44
20. Mitchell RR, Wilson RM, Sierra D (1986) ICU monitoring of ventilation distribution. Int J Clin Monit Comput 2:199–206
21. Nieman GF, Paskanik AM, Bredenberg CE (1988) Effect of positive end-expiratory pressure on alveolar capillary perfusion. J Thorac Cardiovasc Surg 95:712–716
22. Nunn JF (1978) Applied respiratory physiology. Butterworth, London Boston
23. Powers SR, Mannal R, Neclerio M, English M, Marr C, Leather R, Veda H, Williams G, Gustead W, Dutton R (1973) Physiologic consequences of positive end-expiratory pressure (PEEP) ventilation. Ann Surg 178:265–265
24. Riley RL, Cournand A (1949) „Ideal" alveolar air and the analysis of ventilation-perfusion relationships in the lung. J Appl Physiol 1:825
25. Suter PM, Fairlay HB, Isenberg MD (1975) Optimum end-expiratory airway pressure in patients with acute pulmonary failure. N Engl J Med 292:284–289
26. Tharratt RS, Allen RP, Albertson TE (1988) Pressure controlled inverse ratio ventilation in severe adult respiratory failure. Chest 94:755–762
27. Wright PE, Bernard GR (1989) The role of airflow resistance in patients with the adult respiratory distress syndrome. Am Rev Respir Dis 139:1169–1174

Einstellung der kontrollierten Beatmung (V_T versus Frequenz)

G. Lazarus

Untersuchungen über die Wahl des Hubvolumens und – damit reziprok – der Beatmungsfrequenz sind in der Literatur nur selten zu finden. Die wenigen vorhandenen favorisieren mit unterschiedlichen Argumenten die Einstellung hoher V_Ts [18, 19]. In der kaum mehr überschaubaren Literatur über die Auswirkungen eines steigenden PEEP und seine optimale Einstellung wird das angewendete V_T entweder ganz unterschlagen oder allenfalls, orientiert am Körpergewicht, in der Methodik erwähnt. Im folgenden sollen beide Beatmungsentscheidungen – FRC-Erhöhung und V_T – gemeinsam überdacht und zu einem praktikablen Gesamtkonzept geführt werden.

Artefizielle Erhöhung der FRC wie auch Erhöhung des V_T haben einige Gemeinsamkeiten, deren banalste die Erhöhung des mittleren Atemwegsdruckes und damit eine Erhöhung des mittleren Lungenvolumens ist, was keines weiteren Beweises bedarf. Dies hat aber auch analoge Konsequenzen auf Gasaustausch, Atemmechanik und Hämodynamik.

Gasaustausch

Am Ende der Exspiration besteht sowohl zwischen Lungenspitze und Lungenbasis als auch zwischen nichtabhängigen und abhängigen Partien eine transpulmonale Druckdifferenz und damit ein unterschiedliches Volumen. Diese Differenz, die unter Spontanatmung verstreicht [9], bleibt unter Beatmung erhalten, d. h. die gravimetrisch benachteiligten Regionen bleiben in der Expansion – wenn sie nicht bis zur totalen Lungenkapazität (TLC) führt – immer hinter den bevorzugten zurück [15]. Um die einen effektiv zu belüften, ist die Überblähung der anderen geradezu die Voraussetzung (Abb. 1). Daraus läßt sich folgern, daß unter Beatmung ein höheres V_T notwendig ist als unter Spontanatmung. Tatsächlich bewirkt die Steigerung des V_T in bestimmten Fällen eine Verbesserung des Gasaustauschs (GA) [19]. Diese Besserung ist am eindruckvollsten, wenn sich die Beatmungsexkursion vorher innerhalb der Closing capacity bewegt hat und diese durch die V_T-Steigerung erstmals überschritten wird. In diesem und nur in diesem Fall, z. B. beim adipösen Patienten und beim Emphysem, ist der GA-Effekt einer V_T-Steigerung mit dem einer FRC-Erhöhung – sprich PEEP – vergleichbar [4, 13, 21]. In beiden Fällen – Erhöhung des V_T bei gleichbleibender FRC und Erhöhung der FRC bei konstantem V_T – tauchen bisher nichtventilierte Areale aus der Nichtventilation auf und schlagen nicht mehr als kontinuierlicher, sondern nur noch als zeitweiliger Shunt zu Buche.

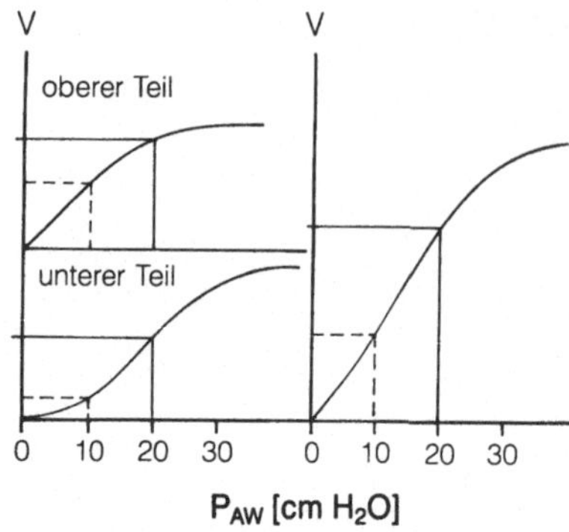

Abb. 1. Hypothetische Druck-Volumen-Beziehung des respiratorischen Gesamtsystems (*rechts*), *links* zerlegt in 2 Kompartimente mit unterschiedlichem transpulmonalem Druck (z. B. apikal und basal). Die Belüftung der tiefer gelegenen Partien bleibt bei steigendem Atemwegsdruck (P_{AW}) und Lungenvolumen (V) hinter derjenigen der höhergelegenen zurück und ist erst bei relativ hohem V_T zufriedenstellend

Dagegen kann das mittelfristige Anliegen der Beatmung, die Erhaltung der alveolären Stabilität, durch ein hohes V_T alleine nicht gewährleistet werden. Douglas et al. [4] beschreiben am Hund noch bei hohem V_T von 18 ml/kg KG eine Abnahme der FRC und der Compliance, die durch Seufzeratmung nur teilweise reversibel ist. Der Grund ist ein Höhertreten des Zwerchfells mit verminderter Exkursion [7] und eine daraus folgende Verdichtung der Lungenstruktur in Zwerchfellnähe [2], die unter PEEP reversibel ist. Für die Complianceminderung sind demnach regionale Verluste der alveolären Stabilität verantwortlich, lokalisiert vorwiegend an der Lungenbasis.

Ein hohes V_T mag also unter IPPV für den Gasaustausch günstiger sein als ein niedriges. Wenn es aber schon an der gesunden Lunge nicht möglich ist, ohne PEEP die alveoläre Stabilität ubiquitär zu erhalten, dann ist dies beim ARDS mit primär instabiler Alveole erst recht nicht zu erwarten. Jetzt droht eine schroffe Diskriminierung in überblähte Areale, die nach Gattinoni et al. [8] allein die Atemmechanik bestimmen, und in zunehmende Atelektasen, nicht mehr nur basal sondern auch dorsal lokalisiert [16], die mit hohem V_T allein weder zu verhindern noch wieder rekrutierbar sind. Extrem hohe V_T ohne PEEP bis an die Grenzen der TLC scheinen sogar die alveoläre Funktion zusätzlich zu beeinträchtigen [5, 20], besonders wenn sie, wie bei Wyszogrodsky et al. [22], bei offenem Thorax von einer verminderten FRC ausgehen.

Atemmechanik

V_T und PEEP haben eine weitere vordergründige Gemeinsamkeit. Bei schrittweiser Steigerung wird in beiden Fällen zunächst ein Zuwachs und dann wieder ein Rückgang der Compliance gemessen [17, 18]. Wie weit dies auf eine reale Veränderung der Atemmechanik hindeutet, sei dahingestellt. Cheney [3] demonstriert in einem mehr beiläufigen Befund, daß sich bei Steigerung des V_T vom gleichen endexspiratorischen Druck aus, d. h. bei einer Änderung der „volume history" [14], auch die FRC positiv verändert, was bedeutet, daß sich tatsächlich die Atemmechanik gebessert haben muß. Eine Änderung der Compliance wäre aber auch dann schon zu erwarten, wenn die reale Volumen-Druck-Beziehung (V-P-Beziehung) des respiratorischen Systems unter dieser Manipulation unverändert geblieben wäre

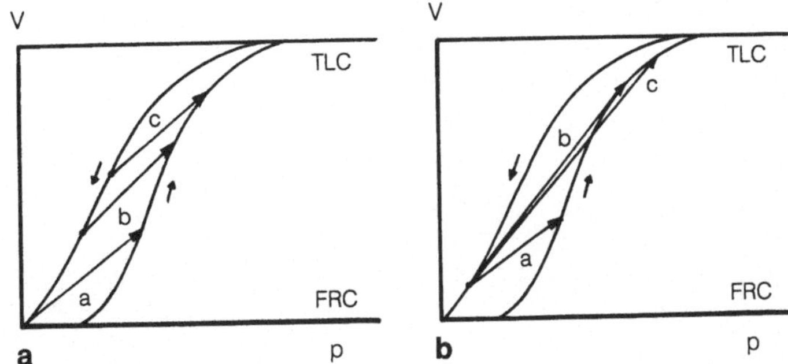

Abb. 2a, b. Steilheit der Beatmungsvektoren (Compliance) **a** bei steigendem PEEP und konstantem V_T sowie bei **b** steigendem V_T und konstantem PEEP. Näheres s. Text

(Abb. 2). Eine Steigerung des PEEP unter konstantem V_T rückt den Vektor zwischen exspiratorischer und inspiratorischer VP-Beziehung in den steilen Kurvenbereich, und wenn dieser überschritten ist, zeigt die Abnahme der Compliance eine drohende Lungenüberblähung an. Dagegen nimmt unter steigendem V_T die Compliance solange zu, bis der Vektor tangential auf die inspiratorische V-p-Beziehung auftritt. Wenn die Beatmung gar bei PEEP startet, ist dies erst im abflachenden oberen Kurventeil der Fall, d. h. bei höherem endinspiratorischem Druck als unter steigendem PEEP. Selbst eine noch weitergehende Annäherung an den oberen Volumengrenzwert der TLC mit noch höherem endinspiratorischem Druck wirkt sich dann auf die Compliance nur noch geringfügig aus. Es kann daher nur ein atemmechanisches Mißverständnis sein, wenn überhöhte Hubvolumina mit hohem endinspiratorischem Druck unter Hinweis auf die noch immer hohe Compliance gerechtfertigt werden.

Hämodynamik

Als dritte Gemeinsamkeit ist der schrittweisen Steigerung von PEEP und V_T eine Beeinträchtigung der Hämodynamik eigen. Für den PEEP ist dies in kaum mehr zählbaren Untersuchungen bestätigt. Nach Suter et al. [17] wird mit steigendem PEEP der Abfall der Compliance, d. h. die Überschreitung des steilen Kurventeils der VP-Beziehung, von einem Rückgang des O_2-Transports begleitet. Askitopoulou [1] sieht auch bei Steigerung des V_T – jetzt trotz und noch während des Complianceanstiegs – einen Rückgang des CO- und des O_2-Transports, der die Besserung des p_aO_2 zunichte macht.

In eigenen Untersuchungen konnten wir zeigen, daß beim obligaten Abfall des CO unter steigendem PEEP zwei Qualitäten zu unterscheiden sind: Zunächst ein linearer bei nahezu konstantem PVR und später ein überproportionaler mit massivem PVR-Anstieg. Dieser berechnete PVR-Anstieg – was immer er unter den Bedingungen von $PEEP_{15}$ und bei nichtkonstantem CO bedeuten mag – korrelierte parabelförmig mit der Ausschöpfung der IC am Ende der Inspiration [10]. Er wurde hämodynamisch erst relevant, als das obere Drittel der inspiratorischen Kapazität (IC) von der Beatmungsexkursion tangiert war und verhielt sich dann spiegelbildlich

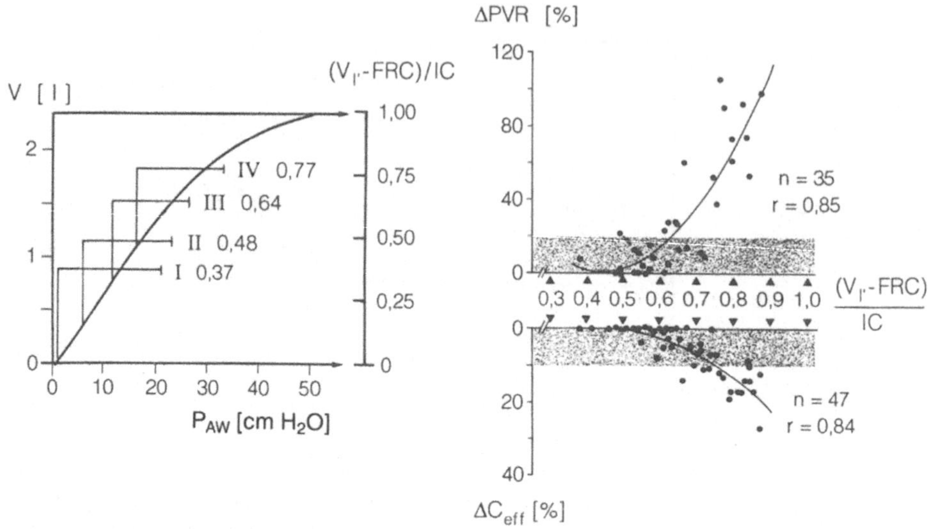

Abb. 3. *Links:* Volumen- und Druckexkursionen unter steigendem PEEP, projiziert auf die individuelle exspiratorische V-P-Beziehung. *($V_{I'}$-FRC)/IC* = fraktionelle Ausschöpfung der inspiratorischen Kapazität (IC) am Ende der Inspiration. *Rechts:* Anstieg des PVR (12 Patienten) und spiegelbildlicher Abfall der Compliance (17 Patienten) mit zunehmender Ausschöpfung der IC am Ende der Inspiration. (Aus [10])

zur Compliance (Abb. 3). Der PVR-Anstieg ist demnach das hämodynamische Korrelat einer Überblähung der Lunge. Überblähung ereignet sich aber nicht bei PEEP und erhöhter FRC am Ende der Exspiration, sondern während der darauf aufgesetzten Inspiration und kann daher vom gewählten V_T nicht unabhängig sein. Diese Hypothese haben wir mittels High frequency jet ventilation (HFJV), einer Beatmungsform mit vernachlässigbarem V_T, nachgeprüft [12].

Mit Hilfe einer Registrierung der transthorakalen Impedanz (Z) – die Impedanzänderungen sind den Volumenänderungen proportional – läßt sich unter verzögerter Exspiration anstelle der V-P-Beziehung eine volumengeeichte Z-P-Beziehung anfertigen, auf die nachfolgende Beatmungsexkursionen (im Falle der HFJV flache Scheiben mit großer Druck- und geringer Volumenexkursion) anschaulich projiziert werden können. Entlang dieser Kurve steigerten wir unter HFJV schrittweise das Lungenvolumen. Wieder stieg der PVR – die Compliancemessung war jetzt sinnlos geworden – erst an, wenn die Beatmung ins obere Drittel der IC zu liegen kam, und der Anstieg war mit dem unter konventioneller PEEP-Beatmung nahezu identisch (Abb. 4). Dieser Effekt trat also bei beiden Beatmungsformen beim gleichen endinspiratorischen Lungenvolumen und somit unter HFJV erst bei deutlich höherem endexspiratorischem Lungenvolumen ein. Die Problematik der Kreislaufnebenwirkungen beider Beatmungsformen ist demnach prinzipiell die gleiche, und die bessere Kreislaufverträglichkeit der HFJV erklärt sich allein aus dem niedrigen V_T. Es scheint also nicht so sehr das endexspiratorische Lungenvolumen FRC zu sein, das die Beatmung hämodynamisch limitiert, als vielmehr das endinspiratorische, und die Toleranzgrenze liegt am Ende des linearen Kurventeils der VP-Beziehung, d. h. etwa bei zwei Drittel der IC.

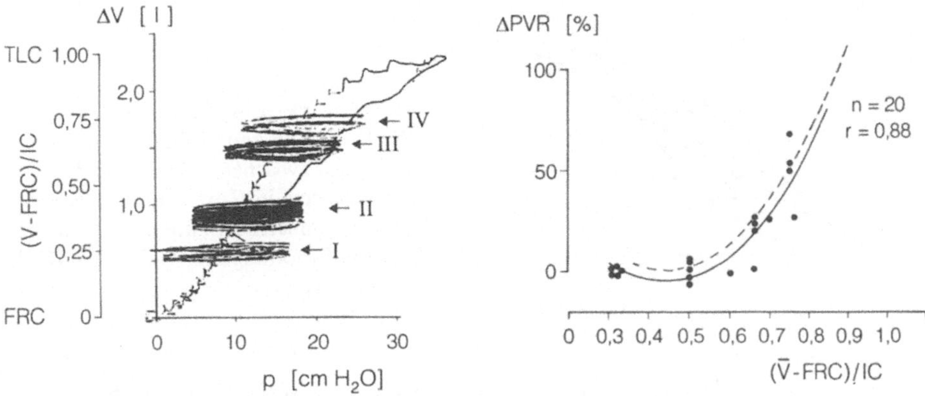

Abb. 4. *Links:* Druck-Impedanz-Schleifen unter HFJV bei steigendem Lungenvolumen, projiziert auf die individuelle volumengeeichte exspiratorische Druck-Impedanz-Beziehung. *($\bar{V}$-FRC)/IC* = fraktionelle Ausschöpfung der inspiratorischen Kapazität (IC) durch das mittlere Lungenvolumen unter HFJV. *Rechts:* Anstieg des PVR (5 Patienten) mit zunehmender Ausschöpfung der IC unter HFJV. Die gestrichelte Linie ist identisch mit der PVR-Kurve in Abb. 3. (Aus [12])

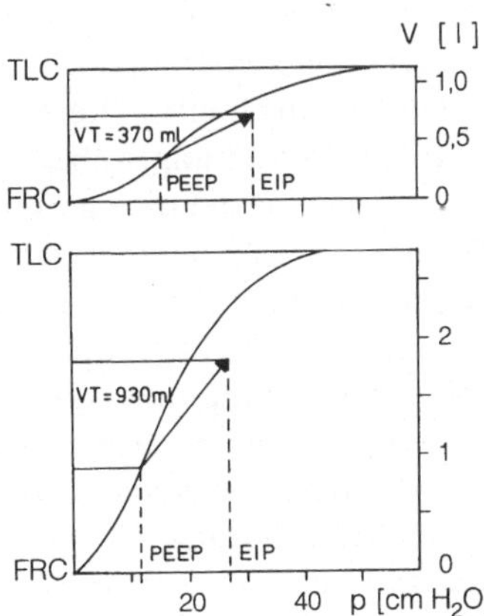

Abb. 5. Beatmung im mittleren Drittel der IC am Beispiel einer hochgradigen Restriktion (*oben*) und einer nahezu normalen Atemmechanik (*unten*)

Bei Respektierung dieser oberen Volumengrenze sind dem Ratschlag: *„PEEP ist gut, hohes V_T ist gut; wie gut muß erst PEEP mit hohem V_T sein!"* enge Grenzen gesetzt. Beide Beatmungsentscheidungen – FRC-Erhöhung und V_T – konkurrieren jetzt um ein begrenztes Volumenintervall. Aus dieser Überlegung leitet sich eine primäre Beatmungseinstellung ab [11], die das verfügbare Volumenintervall von zwei Drittel der IC zu gleichen Teilen auf FRC-Erhöhung und V_T verteilt (Abb. 5): Die FRC wird um ein Drittel der IC erhöht, was – je nach Schweregrad der Restriktion – zwischen $PEEP_{10}$ und $PEEP_{15}$ erreicht ist und das V_T mit einem Drittel der grob abgeschätzten IC bemessen, d. h. nicht wie üblich am Körpergewicht sondern an der aktuellen Atemmechanik orientiert. Überhöhte endinspiratorische Drücke, die nichts anderes sind als ein Mißverhältnis aus Hubvolumen und realer Volumenreserve, sind bei

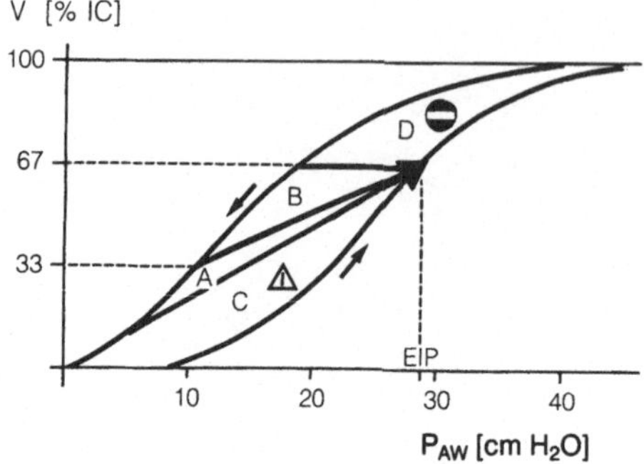

Abb. 6. Inverser Zusammenhang zwischen FRC-Erhöhung und Wahl des V_T. Der Vektor zwischen Fläche A und B entspricht dem im Text vorgeschlagenen Beatmungsmuster im mittleren Drittel der IC (FRC-Erhöhung um IC/3, $V_T = IC/3$; näheres s. Text)

dieser Primäreinstellung selbst bei hochgradiger Restriktion (oberes Beispiel in Abb. 5) ausgeschlossen. Wenn, was nahezu immer der Fall ist, die hämodynamische Verträglichkeit dieses primären Beatmungsmusters erwiesen ist, kann davon ausgehend die Fläche B in Abb. 6 genutzt werden: das bisherige endinspiratorische Lungenvolumen und damit auch der endinspiratorische Druck dient als Fixpunkt für weitere Modifikationen, am zweckmäßigsten in Form einer druckbegrenzten Beatmung unter Verzicht auf Volumenkonstanz. Jede weitergehende Steigerung der FRC, gleich ob mittels externem oder „intrinsic" PEEP, vermindert dann um den gleichen Betrag das V_T. Selbstverständlich muß dann die Frequenz gesteigert werden, was wiederum die Exspirationszeit verkürzt und einen evtl. „intrinsic" PEEP weiter verstärkt, ein weiteres Argument für die druckbegrenzte Beatmung, die eine unkontrollierte Lungenüberblähung sicher verhindert. Wenn unter diesen Bedingungen wieder eine deutlich geringere Compliance kalkuliert wird, so ist dies nicht mehr Zeichen der Lungenüberblähung, sondern lediglich die Folge des verringerten V_T und der erhöhten Frequenz, die keine statischen Meßbedingungen mehr erlaubt. Die Compliance scheidet dann aber als Entscheidungskriterium für die Wahl des V_T völlig aus. Endpunkt dieser Beatmungsstrategie ist eine Beatmung bei dem bisherigen endinspiratorischen Lungenvolumen fast oder ganz ohne V_T, gleich ob man darunter eine hochfrequente Beatmungsform versteht oder eine apnoische, z. B. mit extrakorporaler CO_2-Elimination. Auch eine Beatmung mit negativer Beatmungsexkursion, z. B. bei hoher I/E-Relation oder bei APRV („airway pressure release ventilation"), kann sich an dieser oberen Volumengrenze orientieren, wo auch ihre hämodynamische Verträglichkeit an Grenzen stoßen dürfte.

Umgekehrt führt die Deeskalation des PEEP in Fläche A der Abb. 5, d. h. zu einer Erhöhung des V_T mit Senkung der Frequenz.

Beatmung in Fläche C – geringer PEEP oder IPPV mit niedrigem V_T – führt zu regionalen Minderbelüftungen und sollte nur an der gesunden oder obstruktiven Lunge für begrenzte Zeit praktiziert werden. Ein Eindringen der Beatmungsexkursion in Fläche D – hoher PEEP und zu großes V_T – bedeutet hohe endinspiratorische Drücke, Gefahr des Barotraumas und nicht selten schwerwiegende Beeinträchtigung des Kreislaufs.

FRC-Erhöhung und V_T sind also nicht getrennt zu sehen, sondern als voneinander abhängige Teile einer Gesamtentscheidung, wie der verfügbare Beatmungsspielraum der unteren zwei drittel der IC genutzt werden soll. Der FRC-Erhöhung gebührt dabei unbedingter Vorrang, und die Wahl des V_T wird zur nachgeordneten

Entscheidung. Es wird zunächst an der aktuellen Atemmechanik (IC) orientiert und dann, falls erforderlich, zur Dispositionsmasse, um die therapeutische Breite der FRC-Erhöhung über einen mittleren PEEP hinaus zu erhöhen.

Literatur

1. Askitopoulou H, Chakrabarti MK, Morgan M, Sykes MK (1984) Failure of large tidal volumes to improve oxygen availability during anaesthesia. Acta Anaesth Scand 28:348
2. Brismar B, Hedenstierna G, Lundquist H, Strandberg A, Svensson L, Tokics L (1985) Pulmonary densities during anesthesia with muscular relaxation – a proposal of atelectasis. Anesthesiology 62:422
3. Cheney FW jr (1972) The effects of tidal-volume change with positive end-expiratory pressure in pulmonary edema. Anesthesiology 37:600
4. Douglas FG, Ching PY, Finlayson DC (1974) Effect of artificial ventilation on lung mechanics in dogs. J Appl Physiol 37:324
5. Dreyfuss D, Soler P, Basset G, Saumon G (1988) High inflation pressure pulmonary edema. Respective effects of high airway pressure, high tidal volume and positive end-expiratory pressure. Am Rev Respir Dis 137:1159
6. Ericsen J, Andersen J, Rasmussen JP, Sorensen B (1978) Effects of ventilation with large tidal volumes or positive end-expiratory pressure on cardiorespiratory function in anesthetized obese patients. Acta Anaesth Scand 22:241
7. Froese AB, Bryan AC (1974) Effects of anesthesia and paralysis on diaphragmatic mechanics in man. Anesthesiology 41:242
8. Gattinoni L, Pesenti A, Bombino M et al. (1988) Relationships between lung computed tomographic density, gas echange, and PEEP in acute respiratory failure. Anesthesiology 69:824
9. Glazier JB, Hughes JMB, Maloney JE, West JB (1967) Vertical gradient of alveolar size in lungs of dogs frozen intact. J Appl Physiol 23:694
10. Lazarus G (1983) Das endinspiratorische Lungenvolumen als limitierender Faktor der PEEP-Beatmung. Anaesthesist 32:582
11. Lazarus G (1985) PEEP-Beatmung ohne Lungenüberblähung. Anaesthesist 34:59
12. Lazarus G, Rothhammer A, Lazarus W, Weis KH (1986) Hämodynamische Nebenwirkungen der High-Frequency Jet Ventilation (HFJV) als Funktion des Lungenvolumens. Impedanzspirometrische Untersuchungen. Anaesthesist 35:24
13. McCarthy GS, Hedenstierna G (1978) Arterial oxygenation during artificial ventilation. The effect of airway closure and its prevention by positive endexpiratory pressure. Acta Anaesth Scand 22:563
14. Mead J, Collier CR (1959) Relation of volume history of lung to respiratory mechanics in anesthetized dogs. J Appl Physiol 14:669
15. Milic-Emili J (1977) Ventilation. In: West JB (ed) Regional differences in the lung. Academic Press, London, p 167
16. Rommelsheim K, Lackner K, Westhofen B, Distelmaier W, Hirt S (1983) Das respiratorische Distress-Syndrom des Erwachsenen (ARDS) im Computertomogramm. Anästh Intensivther Notfallmed 18:59
17. Suter PM, Fairley HB, Isenberg MD (1975) Optimum endexpiratory airway pressure in patients with acute pulmonary failure. N Engl J Med 288:284
18. Suter PM, Fairlay HB, Isenberg MD (1977) Effect of tidal volume and positive end-expiratory pressure on compliance during mechanical ventilation. Chest 73:158

19. Visick WD, Fairley HB, Hickey RF (1973) The effects of tidal volume and end-expiratory pressure on pulmonary gas exchange during anesthesia. Anesthesiology 39:285
20. Webb HH, Tierney DE (1974) Experimental pulmonary edema due to intermittend positive pressure ventilation with high inflation pressure. Am J Respir Dis 110:556
21. Weenig CS, Pietak S, Hickey RF, Fairley HB (1974) Relationship of preoperative closing volume to functional residual capacity and alveolo-arterial oxygen difference during anesthesia with controlled ventilation. Anesthesiology 41:3
22. Wyszogrodsky I, Kyei-Aboagye K, Taeusch HW, Avery ME (1975) Surfactant inactivation by hyperventilation: conservation by end-expiratory pressure. J Appl Physiol 38:461

Hochfrequenzbeatmung in der Pädiatrie

J. Pfenninger, D. Bachmann

Der Begriff Hochfrequenzbeatmung (HFV) beinhaltet eine Gruppe von Beatmungsgeräten und Strategien, wobei mit supraphysiologischen Frequenzen und tiefen
Atemzugsvolumina ein adäquater Gasaustausch angestrebt wird. Eine präzisere
Definition der Hochfrequenzbeatmung besagt, daß die Frequenz wenigstens 4mal
über der normalen Atemfrequenz des betreffenden Individuums liegen muß [10].
Gemäß dem Vorschlag von Froese u. Bryan [10] werden HFV-Systeme in solche mit
aktiver Exspiration (HFV-A, Applikation eines Soges in der Exspiration) und solche
mit passiver Exspiration eingeteilt (HFV-P, Exspiration allein aufgrund der elastischen Eigenschaften des respiratorischen Systemes). Ein typischer Repräsentant der
HFV-A ist die HF-Oszillazionsbeatmung (HFO), wobei beispielsweise eine Kolben-
pumpe eine sinusoidale Druckkurve mit Über- (Inspiration) und Unterdruck
(Exspiration) kreiert (vgl. Abb. 1). HFO-Systeme arbeiten meist in einem Frequenzbereich von 10–15 Hz. Eines der Hauptprobleme der HFO ist die mangelhafte
Standardisierung und Verfügbarkeit im Handel, ein Vorteil hingegen, daß die HFO
via normale Endotrachealtuben appliziert werden kann.

Als Prototyp der *HFV-P* kann die High-frequency jet ventilation (HFJV) gelten.
Dabei wird von einer unter hohem Druck stehenden Gasquelle Frischgas via eine
kleinkalibrige Kanüle in die proximalen Atemwege injiziert (Inspiration), die
Exspiration erfolgt definitionsgemäß rein passiv (vgl. Abb. 2). Ein naher Verwandter
der (HFJV) ist der High-frequency flow Interruptor (HFFI), ob aber überhaupt eine
Abgrenzung notwendig ist, bleibt umstritten. Im Gegensatz zu der HFO arbeiten
HFJV-Systeme in einem tieferen Frequenzbereich (2–7 Hz). Die Applikation der
HFJV in der Pädiatrie und besonders im Neugeborenenalter ist problematisch. Falls

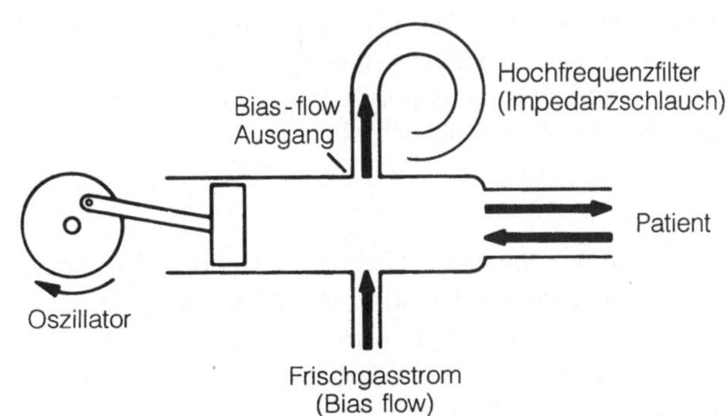

Abb. 1. Schematischer
Aufbau eines Hochfrequenz-
oszillators. (Nach [19])

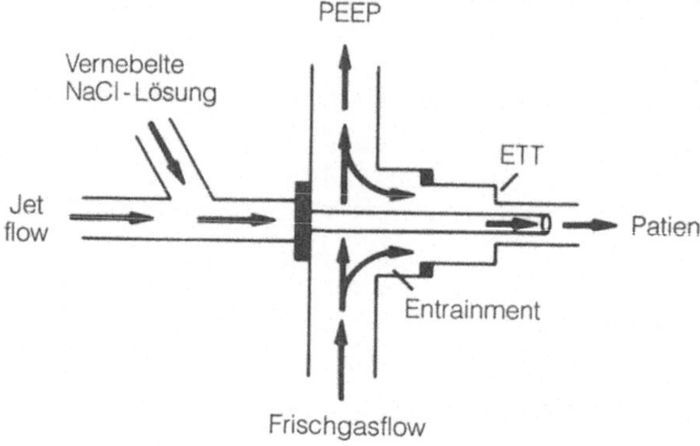

Abb. 2. Schematischer Aufbau der Hochfrequenz-Jet-Beatmung mit Applikation des Jet in den Endotrachealtubus (ETT). (Nach [19])

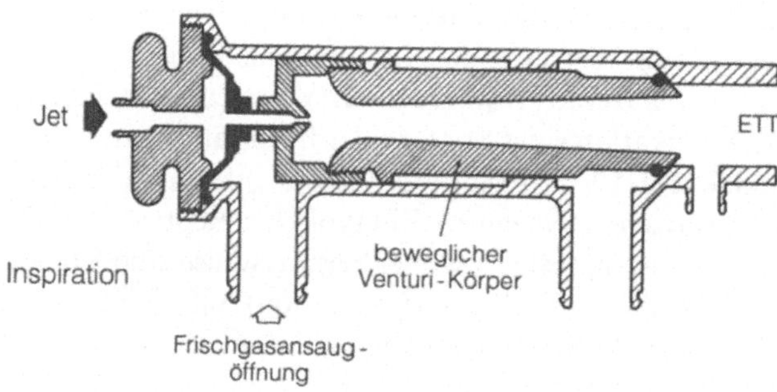

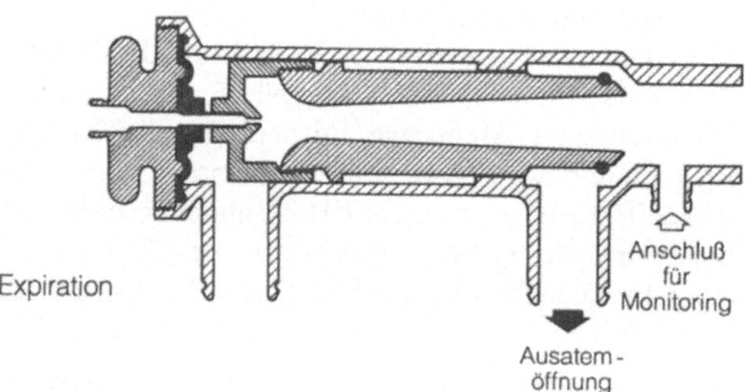

Abb. 3. Querschnitt durch das Phasitron™ (Percussionaire Inc., Sandpoint, Idaho). Während der Inspiration wird durch den Venturi-Effekt zusätzliches Gas durch den „Entrainment port" angesogen, der „Jetkäfig" („Sliding Venturi body") gleitet nach vorne und verschließt die Ausatmung („Exhalation port"). In der Exspiration wird der Jet-Käfig durch eine gespannte Feder zurückgeschnellt

der Jet durch eine in der Mitte des Trachealtubus liegende Kanüle injiziert wird, kann dies leicht zu einer Obstruktion der Atemwege in der Exspiration mit lebensbedrohlicher Überblähung der Lungen führen. Aus diesem Grund wurden spezielle Endotrachealtuben entwickelt, bei welchen der Injektionskanal in der Tubuswand integriert wurde (HiLo Tube, [11]). Diese Tuben können jedoch nur oral verwendet werden, und ihr Außendurchmesser ist wesentlich größer als bei einem normalen Tubus von gleichem Innendurchmesser. Dadurch steigt die Gefahr einer Traumatisierung des subglottischen Raumes mit konsekutiver narbiger Stenose.

Eine originelle Lösung der Jetapplikation stellt das von Bird entwickelte Phasitron™ dar (Percussionaire Inc., Sandpoint, Idaho). Das unter hohem Druck stehende Gas wird nicht unmittelbar in den Atemweg, sondern in einen vorgeschalteten, mobilen „Jetkäfig" („Jet cage") injiziert (vgl. Abb. 3). Dieser gleitet in der Inspiration nach vorne und verschließt gleichzeitig die Ausatmungsöffnung. In der Exspiration gleitet der „Käfig" durch eine gespannte Feder in seine Ausgangsstellung zurück, die Ausatmungsöffnung wird dadurch freigegeben. (In der Literatur wird dieses System unseres Erachtens zu Unrecht oft auch als HFFI taxiert.)

Neben den eben beschriebenen „reinen" Formen von Hochfrequenzbeatmung (wie HFO, HFJV) können auch gemischte Beatmungsformen angewandt werden. So kann die Hochfrequenzbeatmung periodisch unterbrochen werden, in der Idee, damit den venösen Rückfluß zu erleichtern; sie kann auf eine konventionelle mechanische Beatmung superponiert werden (in der Inspiration, Exspiration oder dauernd); oder schließlich kann sie mit sog. Seufzern kombiniert werden. All diese Kombinationen, meist mit HFO angewandt, tendieren dazu, mit der konventionellen Beatmung Lungenvolumen zu rekrutieren und auf dem bereits rekrutierten Lungenvolumen von den Vorteilen der Hochfrequenzbeatmung zu profitieren. Neben dieser fast babylonisch anmutenden Vielfalt der technischen Möglichkeiten der Hochfrequenzbeatmung bestehen für den Kliniker erhebliche Probleme in Bezug auf kommerzielle Verfügbarkeit von HF-Respiratoren, deren Standardisierung und Sicherheit. Eine klare Übersicht über die Hochfrequenzbeatmung und Interpretation von Daten wird durch diese extreme Vielfalt natürlich nicht gerade erleichtert.

Pathophysiologische Überlegungen

Die Mechanismen, welche zur Erklärung eines genügenden Gasaustausches unter Hochfrequenzbeatmung herangezogen werden, umfassen die Begriffe wie Massenkonvektion, Pendelluft, asymmetrische Geschwindigkeitsprofile, Taylor-Dispersion, kardiogene Durchmischung und molekulare Diffusion (Details s. [10, 19]).

Die akute respiratorische Insuffizienz, welche ja den Hauptgrund zur künstlichen Beatmung überhaupt darstellt, kann beim Kind und Erwachsenen im wesentlichen auf die Aspekte Oxygenation (Lungenversagen) und CO_2-Elimination (Versagen des neuromuskulären Apparates) reduziert werden. Oxygenationsprobleme sind meist durch geeignete Manöver zur Rekrutierung und Erhaltung von gasaustauschender Lungenoberfläche zu lösen (umgekehrtes I:E Verhältnis, CPAP, PEEP u. a.). Vereinfachend kann die Hochfrequenzbeatmung, v. a. jedoch die HFJV mit ihrem größeren inspiratorischen Potential als die HFO in dieser Beziehung als Sonderform von CPAP bzw. PEEP betrachtet werden, da die Inspiration infolge Unterschreiten der Zeitkonstante jeweils auf die vorangehende Exspiration fällt. Dadurch entsteht, je nach verwendeter Methode, Atemwegsdruck und zugrundeliegende Lungenerkrankung, ein mehr oder weniger gut bzw. schlecht dosiertes Gas-Trapping (oder inadvertent PEEP). Unseres Erachtens geschieht dies wahrscheinlich am besten im steilen Teil der Druckvolumenkurve des gesamten respiratorischen Systems [18]. Zu den Dimensionen „Lungenparenchym" und „neuromuskulärer" Apparat gesellt sich v. a. bei Neugeborenen die Dimension „pulmonale Zirkulation". Im Falle einer suprasystemischen Resistenz im kleinen Kreislauf kann beim Neugeborenen schlecht oxygeniertes Blut via sog. fetale Kanäle (Ductus arteriosus Botalli und Foramen ovale) „rechts-links-geshuntet" werden und so zu einer arteriellen Hypoxämie führen („persistierende fetale Zirkulation" oder „persistierende pulmonale Hypertonie des Neugeborenen" PPHN). Trigger einer PPHN sind intrauterine Hypoxie, Mekoniumaspiration, Streptokokken Gruppe-B-Sepsis u. a. Neben der Gabe von Sauerstoff liegt das Schwergewicht der Therapie in der künstlichen Beatmung, womit eine respiratorische Alkalose zur Senkung des pulmonalen Gefäßwiderstandes angestrebt wird, notfalls mit pH-Werten bis über 7,5–7,6 [8]. Für diesen Zweck ist die Hochfrequenzbeatmung geradezu prädestiniert, gelingt es doch damit meist, den p_aCO_2 rasch und möglicherweise auf schonende Art zu senken und den pH anzuheben.

Ein zweiter Grund für das große Interesse an der Hochfrequenzbeatmung im Neugeborenenalter ist die potentielle Reduktion des akuten (Pneumothorax ua.) und chronischen (Bronchopulmonale Dysplasie) Barotraumas. Sowohl das akute als auch das chronische Barotrauma sind beim Neugeborenen, v. a. jedoch beim sehr kleinen Frühgeborenen mit einer wesentlichen Steigerung der Morbidität und Mortalität vergesellschaftet (intrakranielle Blutungen, Leukomalazie, Cor pulmonale u. a.) [1, 13]. Im Vergleich zur konventionellen Beatmung kann mit der Hochfrequenzbeatmung bei geringeren Atemwegsmitteldrücken und geringeren O_2-Konzentrationen ein genügender Gasaustausch sichergestellt werden [9, 15, 18], was theoretisch zu einer Reduktion der erwähnten Komplikationen führen sollte.

Klinische Erfahrungen in der Pädiatrie

Frühgeborene mit akuter respiratorischer Insuffizienz

Bisher liegen 2 prospektive, randomisierte Studien über die Anwendung der Hochfrequenzbeatmung bei Frühgeborenen mit hyaliner Membranenkrankheit [4] bzw. mit nicht definierter respiratorischer Insuffizienz [12] vor. Das mittlere Geburtsgewicht betrug in diesen Serien 1480 bzw. 1085 g, es handelte sich somit um extrem kleine Frühgeborene. In beiden Studien wurden keine Vorteile von Seiten der Hochfrequenzbeatmung gegenüber der bisherigen konventionellen Beatmung beobachtet. Im Gegenteil, in der Multizenterstudie der HIFI Study Group [12] waren Komplikationen im Sinne des Pneumoperitoneums, der intrakraniellen Blutungen und Leukomalazie mäßig signifikant häufiger. Aus diesen Arbeiten kann deshalb geschlossen werden, daß die Hochfrequenzbeatmung, wie sie in diesen Studien verwendet wurde, als primäre Beatmungsform für das extrem kleine Frühgeborene nicht indiziert ist.

Als mögliche Indikation der Hochfrequenzbeatmung kann hingegen das pulmonale interstitielle Emphysem beim beatmeten kleinen Frühgeborenen gelten [5]. Wir vermuten, daß für diese Indikation die HFO mit aktiver Exspiration der Methode der HFJV überlegen ist, da mit der HFJV ein stärkeres Gas-Trapping zu erwarten ist.

Neugeborene am Termin mit schwerer refraktärer respiratorischer Insuffizienz

Diese zweite Gruppe von Patienten, bei welchen ausgedehnte klinische Erfahrungen mit Hochfrequenzbeatmung vorliegen, sind vorwiegend reife Neugeborene mit schwerer, refraktärer respiratorischer Insuffizienz (Oxygenationsindex paO_2/F_IO_2 im Bereich von 60 mm Hg oder weniger). Diese schwere Gasaustauschstörung wird meist im Anschluß an eine Mekoniumaspiration, Pneumonie/Sepsis, kongenitale Zwerchfellhernie u. a. beobachtet, wobei oft als komplizierender Faktor die oben erwähnte persistierende pulmonale Hypertonie vorliegt. Boros et al. [3], aber auch andere Arbeitsgruppen konnten zeigen, daß unter HFJV bei einem Großteil von solchen Patienten der Gasaustausch unter Verminderung des mittleren Atemwegsdruckes verbessert und somit wahrscheinlich die Überlebensrate gesteigert werden konnte [3].

Neben diesen positiven Aspekten haben v. a. Boros et al. [3] im Rahmen ihrer klinischen Erfahrungen auf eine bisher wenig bekannte mögliche Komplikation der Hochfrequenzbeatmung aufmerksam gemacht, nämlich die nekrotisierende Tracheobronchitis, welche in 85% der verstorbenen Patienten festzustellen war. Es handelt sich dabei aber nicht, wie zuerst angenommen, um eine ausschließlich unter Hochfrequenzbeatmung beobachtete Läsion [14]. Neben hohem inspiratorischem Druck, hohem Gasfluß, ungenügender Befeuchtung spielen auch Faktoren wie Schock, lokale Infektion, Hypoxie und Dauer der Beatmung eine entscheidende Rolle.

Fast gleichzeitig mit der Anwendung der Hochfrequenzbeatmung bei schwerstkranken reifen Neugeborenen wurde in den USA die Methode der extrakorporellen Membranoxygenation (ECMO) für die gleiche Indikation entwickelt [2, 16], womit möglicherweise noch bessere Behandlungsresultate erzielt wurden (über 75% Überlebende). Dieser im Gegensatz zur Hochfrequenzbeatmung gut standardisierte Eingriff hat rasch einen atemberaubenden Aufschwung genommen und die Hochfrequenzbeatmung vermutlich stark konkurrenziert, was in den letzten paar Jahren auf letzterem Gebiet eindrucksmäßig zu einem gewissen Stillstand geführt hat. Seltsamerweise hat die Methode der ECMO in Europa (noch) nicht die gleiche Welle des Enthusiasmus erlebt. Über die Gründe läßt sich nur spekulieren. Bei einer nüchternen Analyse der bis jetzt publizierten Daten muß jedoch festgestellt werden, daß weder Hochfrequenzbeatmung noch ECMO sauber gegeneinander oder gegen die konventionelle Beatmung evaluiert worden sind und daß aus diesem Grund nur mit äußerster Zurückhaltung Schlußfolgerungen gezogen werden dürfen [6, 7]. Übersichtshalber seien Vor- und Nachteile von Hochfrequenzbeatmung und ECMO in Tabelle 1 gegenübergestellt.

In dieser in mancher Hinsicht ungeklärten Situation, wo aber doch ein gewisses Potential von seiten der Hochfrequenzbeatmung für den schwerkranken Patienten zu erwarten war, haben wir eine eigenständige Lösung entwickelt, welche hier kurz dargestellt sei. Nach wie vor wird der größte Teil unserer künstlich beatmeten Patienten mit positiver Überdruckbeatmung mit PEEP im physiologischen Frequenzbereich behandelt. Als Geräte werden zeitflußgesteuerte Apparate mit inspiratorischer Druckbegrenzung verwendet, was die Schaffung eines inspiratorischen

Tabelle 1. Vor- und Nachteile von Hochfrequenzbeatmung (*HFV*) und extrakorporaler Membranoxygenation (*ECMO*)

	HFV	ECMO
Standardisierungsgrad	mäßig gut	sehr gut
Personelle und finanzielle Aufwendigkeit	wie für normalen Respiratorpatienten	extrem aufwendig
Einschränkungen	keine Gewichtslimits	nur für Patienten > 2 kg
Besondere Vorteile		zusätzliche Unterstützung des Herzkreislaufsystemes
		„lung put at rest"
Besondere Nachteile	Gefahr der nekrotisierenden Tracheobronchitis	Ligatur der A. carotis und V. jugularis
		Vollheparinisierung

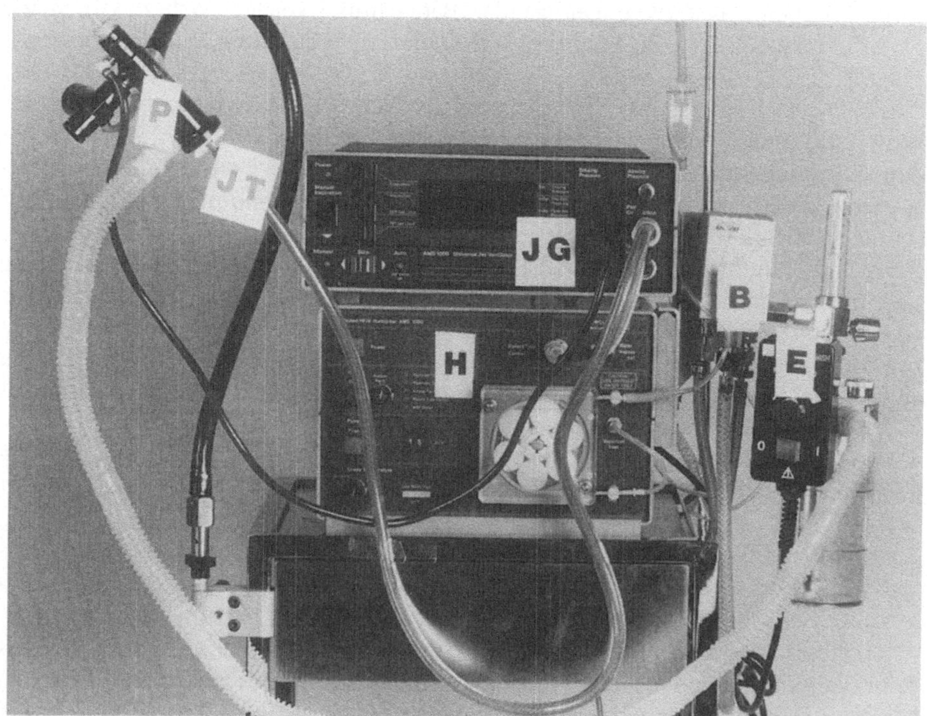

Abb. 4. Acutronic AMS 1000™ (Acutronic Medical Systems, CH-Jona, Rapperswil). **B** O_2-Blender, **E** Befeuchter für „entrained gases" (vgl. Abb. 3), **H** Verdampfer/Befeuchter, **JG** elektronischer Jetimpulsgenerator, **JT** geheizter Jetschlauch mit Thermistor, **P** Phasitron™ (vgl. Abb. 3)

Tabelle 2. Häufigkeit und Indikationen von Hochfrequenzbeatmung
(Intensivstation, Universitäts-Kinderklinik Bern 1986/87)

Gesamtzahl beatmete Neugeborene	169
davon primäre und sekundäre persistierende pulmonale Hypertonie (PPHN)	17
Zwerchfellhernie (CDH)	7
Hyaline Membranenkrankheit (HMK)	69
Varia (postoperativ, neurologische Leiden, Aspiration u. a.)	76

Nur konventionelle Beatmung	Überlebt	Gestorben	*Übergang auf HFV*	Überlebt	Gestorben
PPHN	10	1	PPHN	5	1
CDH	5	–	CDH	–	2
HMK	53	8	HMK	7	1
			Varia	3	2

Plateaus erlaubt. Erst wenn bei Beatmungsdrücken über $36\,cm\,H_2O$[1], einem F_IO_2 über 0,8–0,9 und einem PEEP von 4–8 cm H_2O keine genügende Oxygenation erzielt wird, wird auf HFJV übergegangen. Als Hochfrequenz-Jet-Generator verwenden wir den Acutronic AMS 1000™ (Acutronic Medical Systems, Jona, CH-Rapperswil), (s. Abb. 4), ein Gerät, welches seit Jahren im klinischen Betrieb steht und über ein sehr effektives Befeuchtungs- und Sicherheitssystem verfügt. Dieser Jetgenerator wird mit dem von Bird entwickelten Phasitron™ kombiniert (s. Abb. 3). Somit kann der gleiche Endotracheltubus wie für die konventionelle Beatmung verwendet werden.

In den Jahren 1986/87 wurden 298 Neugeborene von auswärtigen Spitälern in unsere Intensivstation eingewiesen, davon wurden 169 künstlich beatmet. In 21 Fällen mit potentiell guter Prognose konnte unter konventioneller Beatmung und zu annehmbaren Bedingungen (je Druck und F_IO_2) kein genügender Gasaustausch erzielt werden, so daß auf Hochfrequenzbeatmung umgestellt wurde. Grundleiden und Behandlungsresultate dieser Patienten sind in Tabelle 2 zusammengestellt, wobei der Einfachheit halber nur auf die Grundkrankheiten „primäre oder sekundäre pulmonale Hypertonie", „hyaline Membranenkrankheit" und „kongenitale Zwerchfellhernie" eingeganen wird.

Der Effekt der Hochfrequenzbeatmung auf den Gasaustausch im Falle der hyalinen Membranenkrankheit ist in anderem Zusammenhang von uns kürzlich beschrieben worden [17]: Bei vergleichbarem proximalen Atemwegsdrucken nahm der p_aO_2/F_IO_2 von 116 mm Hg auf 181 (1 h HFV), 194 (6 h HFV) und 237 mm Hg

---

[1] 1 cm H_2O entspricht 98 Pa.

(12 h HFV) zu. Im Falle der oben beschriebenen Patienten mit primärer oder sekundärer Form einer persistierenden pulmonalen Hypertonie (vgl. Tabelle 2) verbesserte sich der p_aO_2/F_IO_2 innerhalb der ersten Stunden nach der Umstellung von konventioneller auf Hochfrequenzbeatmung von 52 auf 88 mm Hg, wobei der mittlere Atemwegsdruck gleichzeitig von 28 auf 19 cm H_2O reduziert werden konnte. Der p_aCO_2 nahm von 34 auf 22 mm Hg ab. Besonders hervorgehoben sei bei unseren Erfahrungen, daß wir in den letzten 3 Jahren, wahrscheinlich dank der guten Anfeuchtung der Atemgase mit unserem System keinen Fall von klinisch relevanter oder pathologisch anatomisch festgestellter nekrotisierender Tracheobronchitis erlebt haben.

Hochfrequenzbeatmung bei Säuglingen und Kindern

Außer sporadischen Einzelfällen und einer kleinen Serie von 10 Fällen von Wetzel u. Gioia [19] sind keine Untersuchungen bekannt. Eigene Erfahrungen mit dem oben beschriebenen System, v. a. in der exsudativen Phase des Adult-respiratory-distress-Syndromes (ARDS) waren im großen und ganzen enttäuschend, so daß wir hier nach wie vor die konventionelle Beatmung mit PEEP bevorzugen. Einzig ein Fall von ARDS mit pulmonalem interstitiellem Luftemphysem und kritischem Gasaustausch sei erwähnt, wo es gelang, mit vorübergehender Anwendung der Hochfrequenzbeatmung die extraalveoläre Luft deutlich zu reduzieren, so daß nach einigen Stunden eine Rückkehr auf konventionelle Beatmung ermöglicht wurde. (In diesem Fall wurde die Hochfrequenzbeatmung zyklisch unterbrochen, um den Atemwegsmitteldruck möglichst tief zu halten.)

Abschließende Bemerkungen

Nach ungefähr 10 Jahren klinischer Anwendung der Hochfrequenzbeatmung in der Pädiatrie müssen wir eingestehen, daß mehr Fragen aufgeworfen als beantwortet worden sind.

Folgende Tendenzen scheinen sich aber doch herauszukristallisieren:

1) Die Anwendung der Hochfrequenzbeatmung scheint v. a. in der Neugeborenenperiode interessant zu sein. Im Kindesalter bringt sie, außer in den auch beim Erwachsenen anerkannten Situationen (große bronchopleurale Fistel, Larynxchirurgie u. ä.), wahrscheinlich keine zusätzlichen Vorteile.
2) Prospektive randomisierte Studien, v. a. bei kleinen Frühgeborenen, haben gezeigt, daß die primäre Anwendung der Hochfrequenzbeatmung keinerlei Vorteile bringt.
3) Als mögliche Hauptindikation der Hochfrequenzbeatmung kann v. a. das schwerkranke Termingeborene gelten, bei welchem trotz maximaler konventioneller Beatmung kein adäquater Gasaustausch zu erzielen ist. Möglicherweise stellt die Hochfrequenzbeatmung in dieser Situation eine weniger invasive und aufwendige Methode dar als diejenige der ECMO. Die künftige klinische Forschung sollte unseres Erachtens v. a. diese Fragestellung klären. Bis zum

Vorliegen einer klaren Antwort kann in „hoffnungslosen" Fällen die Hochfrequenzbeatmung als letzte Möglichkeit einer supportiven Therapie eingesetzt werden.

Literatur

1. Abman SH, Bancalari E (1987) Bronchopulmonary Dysplasia Conference. Pediatr Pulmonol 3:185
2. Bartlett RH, Toomasian J, Roloff D, Gazzaniga AB, Corwin AG, Rucker R (1986) Extracorporeal membrane-oxygenation (ECMO) in neonatal respiratory failure. Ann Surg 204:236
3. Boros SJ, Mammel MC, Coleman JM, Lewallen PK, Gordon MJ, Bing DR, Ophoven JP (1985) Neonatal high-frequency jet ventilation: four years' experience. Pediatrics 75:657
4. Carlo WA, Chatburn RL, Martin RJ (1987) Randomized trial of high-frequency jet ventilation versus conventional ventilation in respiratory distress syndrome. J Pediatr 110:275
5. Clark RH, Gerstmann DR, Null DM et al. (1986) Pulmonary interstitial emphysema treated by high-frequency oscillatory ventilation. Crit Care Med 14:926
6. Cornish JD, Gerstmann DR, Clark RH, Carter JM, Null DM, Delemos RA (1987) Extracorporeal membrane oxygenation and high-frequency oscillatory ventilation: potential therapeutic relationships. Crit Care Med 15:831
7. Dworetz AR, Moya FR, Sabo B, Gladstone I, Gross I (1989) Survival of infants with persistent pulmonary hypertension without extracorporeal membrane oxygenation. Pediatrics 84:1
8. Fox WW, Duara S (1983) Persistent pulmonary hypertension in the neonate: Diagnosis and management. J Pediatr 103:505
9. Frantz ID, Werthammer J, Stark AR (1983) High-frequency ventilation in premature infants with lung disease: adequate gas exchange at low tracheal pressure. Pediatrics 71:483
10. Froese AB, Bryan AC (1987) High frequency ventilation. Am Rev Respir Dis 135:1363
11. Hamilton LH, Londino JM, Linehan JH, Neu J (1984) Pediatric endotracheal tube designed for high-frequency ventilation. Crit Care Med 12:988, 1984
12. HIFI Study Group (1989) High-frequency oscillatory ventilation compared with conventional mechanical ventilation in the treatment of respiratory failure in preterm infants. N Engl J Med 320:88
13. Hill A, Perlman JM, Volpe JJ (1982) Relationship of pneumothorax to occurrence of intraventricular hemorrhage in the premature newborn. Pediatrics 69:144
14. Mammel MC, Boros SJ (1987) Airway damage and mechanical ventilation: a review and commentary. Pediatr Pulmonol 3:443
15. Marchak BE, Thompson WK, Duffty P et al. (1981) Treatment of RDS by high-frequency oscillatory ventilation: a preliminary report. J Pediatr 99:287
16. Ortiz RM, Cilley RE, Bartlett RH (1987) Extracorporeal membrane oxygenation in pediatric respiratory failure. Pediatr Clin North Am 34:39
17. Pfenninger J, Gerber AC (1987) High-frequency ventilation (HFV) in hyaline membrane disease – a preliminary report. Intensive Care Med 13:71
18. Pfenninger J, Minder C (1988) Pressure-volume curves, static compliances and gas exchange in hyaline membrane disease during conventional mechanical and high-frequency ventilation. Intensive Care Med 14:364
19. Wetzel RC, Gioia FR (1987) High frequency ventilation. Pediatr Clin North Am 34:15

Vor- und Nachteile verschiedener Formen der augmentierten Spontanatmung*

K. J. Falke

Mit den verschiedenen Möglichkeiten der maschinellen Unterstützung der Spontanatmung – auch augmentierte Spontanatmung genannt – haben sich Veränderungen in der Nomenklatur und Systematik der Beatmungstechniken ergeben. Danach kann grundsätzlich zwischen partieller oder totaler Unterstützung der Atmung unterschieden werden. Die partielle Unterstützung („partial ventilatory support", PVS) umfaßt alle Methoden, die in Verbindung mit Spontanatmung verwendet werden, die völlige oder totale Unterstützung der Atmung („total ventilatory support", TVS) hingegen beinhaltet alle Formen kontrollierter Beatmung.

Intermittierende maschinelle oder mandatorische Ventilation

Zuerst wurde im Jahr 1973 von Downs et al. [8] über die intermittierende mandatorische Ventilation (IMV) als ein neues Verfahren, Erwachsene von der Beatmung zu entwöhnen, berichtet [8]. IMV entwickelte sich aus der Kombination von Spontanatmung mit kontinuierlichem Atemwegsdruck („continuous positive airway pressure", CPAP) mit maschineller Beatmung, indem ein CPAP-System an das Ventil für die spontane Inspiration eines Emerson-Respirators angeschlossen wurde. Auf diese Weise war es möglich, Patienten während kontrollierter (mandatorischer) Beatmung gleichzeitig spontan atmen zu lassen. Anfangs konnten maschinelle Atemzüge nur asynchron, später jedoch auch synchron mit der spontanen Inspiration („synchronized IMV, SIMV") appliziert werden. Obwohl IMV und SIMV v. a. im Rahmen der Entwöhnung große Verbreitung gefunden haben, wird diese Beatmungstechnik heute noch immer sehr kontrovers beurteilt [22].

Einige der wesentlichen postulierten und z. T. erwiesenen Vor- und Nachteile dieser Methode sind in Tabelle 1 aufgeführt.

IMV/SIMV dienen heute nicht nur, wie ursprünglich von Downs et al. [8] beschrieben, als Entwöhnungsmethoden, sondern sie werden häufig als Grundeinstellung der Beatmung verwendet, so daß es dem Patienten jederzeit, wenn er das Bedürfnis verspürt, auch möglich ist, spontan zu atmen.

IMV/SIMV in Verbindung mit PEEP oder CPAP kann technisch auf zweierlei Weise realisiert werden:

---

* Vortrag Zentraleuropäischer Anästhesiekongreß, Innsbruck 1989.

Tabelle 1. Vor- und Nachteile von IMV/SIMV

Vorteile	Nachteile
SV in Verbindung mit MV ohne Verschlechterung der Blutgase möglich [18]	Risiko ineffektiver Ventilation
SV muß zur Aufrechterhaltung optimaler Blutgase nicht immer medikamentös unterdrückt werden	Risiko der inspiratorischen Muskelermüdung
Risiko von Diskonnektionszwischenfällen wird durch Aufrechterhaltung der Spontanatmung reduziert	Permanent Entwöhnungsbedingungen, deshalb hoher Überwachungsaufwand
Schrittweise Entwöhnung von hohen Beatmungsdrücken möglich	Spontanatmungsaktivität kann LV-Dysfunktion verstärken [14]
Beeinträchtigung von Kreislauf- und Nierenfunktion geringer als mit CMV [19]	

- mit einem kontinuierlichen Flowsystem oder
- mit einem Demand-flow-System.

Bei Verwendung eines kontinuierlichen Flowsystems wird unabhängig von der Beatmung eine kontinuierliche hohe Gasströmung (25–60 l/min) in den Inspirationsteil des Beatmungssystems eingeleitet. Mit Hilfe eines elastischen Reservoirs (20–25 l) wird der Druck während der spontanen Einatmung weitgehend konstant gehalten. Unter diesen Bedingungen kann der Patient einatmen, ohne externe Widerstände – mit Ausnahme des durch den endotrachealen Tubus bedingten Widerstandes – überwinden zu müssen.

Im Gegensatz dazu ist bei Verwendung von Demand-flow-Systemen immer eine gerätebedingte, vom Patienten zu leistende, inspiratorische Atemarbeit erforderlich. Diese ist einerseits durch die „Triggerfunktion" bedingt, andererseits durch eine u. U. den Patientenbedürfnissen nicht voll entsprechende inspiratorische Gasströmung. Als ein Zeichen dieser gerätebedingten inspiratorischen Atemarbeit kann der am Tubus gemessene Atemwegsdruck selbst bei maximaler Empfindlichkeit des „Triggers" am Beginn der Inspiration deutlich unter den eingestellten endexspiratorischen Druck abfallen. Eine entsprechende Druckänderung am Manometer des Beatmungsgerätes fehlt häufig. Christopher et al. [6] zeigten, daß die maschineninternen Manometer an Demand-flow-Ventilatoren die tatsächlich vom Patienten aufzubringende Druckdifferenz zur Öffnung des Inspirationsventils erheblich unterschätzen. Wenn unter CPAP- oder IMV-Bedingungen der inspiratorische Atemwegsdruck nicht konstant gehalten wird, so ist in Anlehnung an Untersuchungen von Schlobohm et al. [17] und Gherini et al. [10] damit zu rechnen, daß die funktionelle Residualkapazität und der p_aO_2 abfallen und die inspiratorische Atemarbeit ansteigt.

Diese Anforderung ließ sich technisch nur schwer erfüllen, so daß bei den ersten Beatmungsgeräten mit Demand-flow-Systemen – wie dem Siemens Servo B und der

Engström Erica – im Vergleich zum kontinuierlichen Flow CPAP unter definierten Bedingungen (V = 0,5 l/s, sinusoidaler Flow) trotz maximal sensibel eingestelltem Trigger eine Zunahme der inspiratorischen Atemarbeit bis zu 22% beobachtet wurde [16].

Neuere Beatmungsgeräte, wie der Servo C, EVA, Evita und der Puritan Bennett 7200, gewährleisten allerdings während Spontanatmung eine annähernd ebenso effektive inspiratorische Druckkonstanz wie kontinuierliche Flow-CPAP-Systeme, sofern die maximale inspiratorische Strömung des Patienten unter 60 l/min liegt. Es ist auch erforderlich, die inspiratorische Strömung des mandatorischen Atemhubes hinsichtlich „peak flow" und Flowmuster den Patientenbedürfnissen anzupassen.

Die Notwendigkeit, die Spontanatmung auch in kritischen Entwöhnungsphasen mit Demand-flow-Beatmungsgeräten zu unterstützen, ohne daß vom Patienten zusätzliche, gerätebedingte inspiratorische Atemarbeit zu leisten ist, hat zur Entwicklung der inspiratorischen Druckunterstützung geführt.

Inspiratorische Druckunterstützung (IPS)

Diese Form der augmentierten Spontanatmung wurde im Jahr 1982 eingeführt. Dabei wird jede Inspiration des Patienten nach Triggerung mit einer zusätzlichen inspiratorischen Strömung bis zum Erreichen einer vorgewählten Druckdifferenz unterstützt. Die Exspiration bleibt passiv und beginnt entweder nach Überschreiten des IPS-Niveaus um 1–3 cm H$_2$O[1] (z.B. Servo C, Puritan Bennett 7200) oder nach Abfall des Inspirationsflusses unter einen bestimmten Wert. Bei einigen Beatmungsgeräten erfolgt diese Umschaltung nach Abnahme des Inspirationsflusses auf 25% des Spitzenflusses (Servo C, Intermed Bear 5, Hamilton Veolar, Bird 6400 ST, Dräger Evita), bei anderen ist ein absoluter Flußwert zwischen 2–6 l/min als Ende der Inspiration festgelegt (Puritan Bennett 7200, Engström Erica, Ohmeda, Dräger Evita). Dies ermöglicht es dem Patienten, trotz Erreichen des vorgewählten Druckniveaus weiterhin einzuatmen.

IPS erlaubt eine patientenbestimmte Atemfrequenz, Inspirationsströmung und -zeit. Das Atemzugvolumen verändert sich in Abhängigkeit von festgesetzter Druckdifferenz, Inspirationsbemühung des Patienten und Gesamtwiderstand des Respirationssystems. IPS kann in Verbindung mit IMV und CPAP angewendet werden. Der inspiratorische Druck oberhalb des PEEP kann variabel gewählt werden. Je nach Höhe der inspiratorischen Druckunterstützung und nach der IMV-Frequenz kann die Atemunterstützung zwischen vollständiger Spontanatmung und fast kompletter Beatmung variieren.

IPS, verglichen mit Spontanatmung, führt bei Patienten, die nur schwer vom Beatmungsgerät zu entwöhnen sind, zu einer Erhöhung des Atemzugvolumens bei gleichzeitigem Abfall der Atemfrequenz [3, 15] und verringert somit die Gefahr einer dynamischen Überblähung bzw. eines „intrinsic PEEP". Gleichzeitig wurde ein Anstieg des p$_a$O$_2$ und ein Abfall des p$_a$CO$_2$ [3, 12] beobachtet.

---

[1] 1 cm H$_2$O entspricht 98 Pa.

Wie bei diesen Befunden zu erwarten, konnten mehrere Autoren zeigen, daß IPS eine Reduktion des von der Atemmuskulatur verbrauchten Sauerstoffs bewirkt [2, 13, 20, 21]. Brochard et al. [3] wiesen bei Patienten, die sich von einem akuten Lungenversagen erholten, parallel zum Abfall des transdiaphragmalen Druckes und des diaphragmalen Druck-Zeit-Index eine Abnahme der elektrischen Zwerchfellaktivität nach und folgerten, daß IPS die Effektivität der Spontanatmung bei gleichzeitiger Reduktion der Aktivität der Atemmuskulatur erhöht. Diese Reduktion der EMG-Aktivität des Zwerchfells unter IPS im Vergleich zu CPAP wurde mit einer Untersuchung an tracheotomierten Schafen [12] bestätigt. Alle diese Befunde sprechen dafür, daß die inspiratorische Druckunterstützung einer Atemmuskelermüdung mit den klinisch faßbaren Zeichen – Diskoordination der Atemmuskulatur, Atemfrequenzanstieg, Abfall des Atemzugvolumens und respiratorische Azidose – vorbeugt. Problematisch erscheint bei dieser Form der augmentierten Spontanatmung die Einstellung des optimalen Druckniveaus. Theoretisch wird die Spontanatmung dann optimal unterstützt, wenn die Zwerchfellaktivität nicht zur Muskelermüdung führt [1]. Eine einfache klinisch durchführbare Möglichkeit, das IPS-Niveau optimal einzustellen, bietet die Palpation des M. sternocleidomastoideus bei gleichzeitiger Reduktion des IPS-Niveaus von $30\,cm\,H_2O$ auf den Wert, bei dem die phasische Muskelaktivität anzusteigen scheint [4]. Brochard empfiehlt, die Druckunterstützung $5\,cm\,H_2O$ über diesem Wert einzustellen. Mit Auftreten einer Diaphragmaermüdung kommt es zu einem mit dem EMG erfaßbaren Aktivitätsanstieg des M. sternocleidomastoideus, wohingegen bei optimaler Druckunterstützung nur eine minimale Aktivität registriert wird [5]. Weitere Untersuchungen zur optimalen Einstellung der Druckunterstützung bleiben allerdings noch abzuwarten.

Da IPS aber die gerätebedingte inspiratorische Atemarbeit bis auf den Anteil aufhebt, der durch den Trigger des Inspirationsventils bestimmt wird und darüber hinaus die durch den Tubus bedingte Atemarbeit eliminieren kann, erscheint die generelle Verwendung einer inspiratorischen Druckunterstützung von wenigstens $3–5\,cm\,H_2O$ sowohl während IMV als auch unter CPAP-Bedingungen sinnvoll [9, 11].

„Flow-by"

Ebenfalls mit dem Ziel, die inspiratorische Atemarbeit während der Spontanatmung zu reduzieren, wurde im Jahr 1986 eine weitere technische Neuerung, die „Flow-by-Option" des Puritan Bennett 7200, eingeführt. „Flow-by" erlaubt eine kontinuierliche, variabel einstellbare Basisfrischgasströmung zwischen 5 und 20 l/min. Der Triggermechanismus wird hier nicht über einen Druckabfall im Beatmungssystem ausgelöst, sondern über eine vom Patienten inhalierte Gasströmung; die Sensibilität des Triggers – die Flowempfindlichkeit – kann zwischen 1 und 10 l/min gewählt werden. Im Falle der Triggerung soll das Gerät innerhalb von 20 ms die aktuell benötigte Gasströmung, die bis zu 180 l/min betragen kann, liefern. Mit Beginn der Exspirationsphase wird für 0,5 s bzw. für die Hälfte der Durchschnittszeit der 3 vorausgegangenen Exspirationsperioden der Basisflow auf 5 l/min reduziert. Der Flow-by-Modus ist sowohl während IMV als auch mit CPAP möglich, hingegen schließt sich die Kombination IPS und Flow by aus techischen Gründen aus.

Im Vergleich von Spontanatmung mit Demand flow zu Spontanatmung mit Flow-by fällt der durch die Inspiration erzeugte, am Tubus gemessene Atemwegsdruckabfall im Flow-by-Modus geringer aus. Während unter den CPAP-Bedingungen mit Demand flow des Bennett 7200 über die gesamte Inspirationsphase ein Druckabfall unter das PEEP-Niveau festzustellen ist, kommt es bei CPAP in Kombination mit Flow-by nur zu einem sehr kurz anhaltenden Atemwegsdruckabfall.

Übereinstimmend fanden Cox et al. [5] unter Flow-by-Bedingungen eine nur minimale zeitliche Verzögerung bis zur Freigabe der von spontan atmenden Patienten geforderten Gasströmung; ein initialer Abfall des Atemwegsdruckes wurde allerdings nicht nachgewiesen. Diese Beobachtungen lassen vermuten, daß Flow-by im Vergleich zu Demand flow ohne IPS eine Reduktion der frühinspiratorischen Atemarbeit bewirkt. Eine weitere Abnahme der inspiratorischen Atemarbeit wäre dann zu erwarten, wenn die inspiratorische Druckunterstützung in Kombination mit Flow-by eingesetzt werden könnte.

Literatur

1. Brochard L, Harf A, Lorino H, Lemaire F (1987) Optimum level of pressure support in patients with unsuccessful weaning from mechanical ventilation. Am Rev Resp Dis [Abstract] A51
2. Brochard L, Harf A, Lorino H, Lemaire F (1987) Pressure support decreases work of breathing and oxygen consumption during weaning from mechanical ventilation. Am Rev Respir Dis 135:A51
3. Brochard L, Pluskwa F, Lemaire F (1987) Improved efficacy of spontaneous breathing with inspiratory pressure support. Am Rev Respir Dis 136:411–415
4. Brochard L, Lemaire F (1988) Inspiratory pressure support. Update in intensive care and emergency medicine, vol 5. Springer, Berlin Heidelberg New York Tokyo, pp 767–771
5. Brochard L, Harf A, Lorino H, Lemaire F (1988) Prevention of diaphragmatic fatigue with inspiratory pressure support during weaning from mechanical ventilation. International Symposium: Inspiratory muscle function during partial ventilatory support, Abstract. Evangelische Akademie, Tutzing
6. Christopher KL, Neff TA et al. (1985) Demand and continuous flow intermittent mandatory ventilation systems. Chest 87:625–630
7. Cox D, Tinloi SF, Farrimond JG (1988) Investigation of the spontaneous modes of breathing of different ventilators. Intensive Care Med 14:532–537
8. Downs JB, Klein EF et al. (1973) Intermittent mandatory ventilation: a new approach to weaning patients from mechanical ventilators. Chest 64:331–335
9. Falke KJ (1988) Intermittent mandatory ventilation: Revisited. Update in intensive care and emergency medicine, vol 5. Springer, Berlin Heidelberg New York Tokyo, pp 759–766
10. Gherini S, Peters R, Virgilio R (1979) Mechanical work on the lungs and work of breathing with positive end-expiratory pressure and continuous positive airway pressure. Chest 76:251–256
11. Kacmarek RM (1988) The role of pressure support ventilation in reducing work of breathing. Respir Care 33:99–120
12. Kacmarek RM, Torres A, Kimball WR, Qvist J, Stanek K, Whythe RI, Zapol WM (1988) Diaphragmatic function during pressure support ventilation and CPAP in adult sheep. International symposium: Inspiratory muscle function during partial ventilatory support, Abstract. Evangelische Akademie, Tutzing

13. Kanak R, Fahey P, Vanderwarf C (1985) Oxygen cost of breathing: changes dependent upon mode of mechanical ventilation. Chest 87:126–127
14. Lemaire F, Teboul JL et al. (1988) Acute left ventricular dysfunction during unsuccessful weaning from mechanical ventilation. Anesthesiol 69:171–179
15. MacIntyre NR (1986) Respiratory function during pressure support ventilation. Chest 89:677–683
16. Samodelov LF, Falke K (1988) Total inspiratory work with modern demand walve devices compared to continous flow CPAP. Intensive Care Med 14:632–639
17. Schlobohm RM, Falltrick RT et al. (1981) Lung volumes, mechanics, and oxygenation during spontaneous positive pressure ventilation: the advantage of CPAP over EPAP. Anesthesiology 55:416–422
18. Steinhoff H, Falke K, Schwarzhoff W (1982) Enhanced renal function associated with intermittend mandatory ventilation in acute respiratory failure. Intensive Care Med 8:69–74
19. Steinhoff H, Kohlhoff RJ, Falke K (1984) Facilitation of excretory function and hemodynamics of the kidneys by intermittent mandatory ventilation. Intensive Care Med 10:59–64
20. Viale JP, Annat GJ et al. (1988) Pressure support ventilation vs continous positive pressure. Chest 93:506–509
21. Viale H, Annat G, Bouffard Y, Delafasse B, Opazo S, Motin J (1988) Oxygen cost of breathing during inspiratory pressure support ventilation. International Symposium: Inspiratory muscle function during partial ventilatory support, Abstract. Evangelische Akademie, Tutzing
22. Weisman IM, Rinaldo JE, Rogers RM, Saunders MH (1983) State of the art: intermittent mandatory ventilation. Am Rev Resp Dis 127:641–647

Biphasic-positive-airway-Pressure-(BIPAP-)Ventilation-Breathing, eine neue Form der mechanischen Atemhilfe

W. Koller, M. Baum, T. J. Luger, C. Putensen

Getrennte diagnostische und therapeutisch strategische Ansätze für Ventilationsstörungen einerseits und Oxygenationsdefizite andererseits wurden in jüngerer Zeit zum klinischen Standard in der Behandlung des akuten Lungenversagens (ALF) des Erwachsenen. Leider konkurrieren die angewandten Atemhilfen aus organisatorischen und technischen Gründen meist mit dem Wunsch, die Spontanatmung des Patienten zu erhalten und zu favorisieren. Dies kann in weiterer Folge zu schwerwiegenden Beeinträchtigungen der koordinierten muskulären Kraftentfaltung des Zwerchfells und damit wiederum zu Ventilationsproblemen führen [3]. Aus diesen Gründen haben wir nach einem Verfahren gesucht, das es dem Patienten jederzeit ermöglicht, während des gesamten Atemzyklus unabhängig von den mechanischen Vorgaben des Gerätes spontan zu atmen. Diesem Verfahren haben wir den Namen „Biphasic positive airway pressure" (BIPAP) gegeben.

Technische Realisierung

Technisch kann diese neue Form der Atemhilfe auf verschiedene Arten realisiert werden, wobei sich sowohl Demandsysteme als auch High-flow-Systeme anbieten. Derzeit wurde BIPAP in einem im Handel erhältlichen Gerät (Dräger Evita) als Demandsystem realisiert. Die technischen Details sind anderen Orten publiziert, im Prinzip werden durch ein pneumatisch angesteuertes PEEP-Ventil (Expirationsventil) 2 vorgewählte Druckniveaus in frei wählbarer zeitlicher Folge eingestellt. Ein Druckabfall im System wird durch schnellen Flow Nachschub aus dem Gasmischsystem sofort ausgeregelt, ein Druckanstieg analog dazu durch rasche Reaktion des Expirationsventils kupiert [1].

Einstellungen, Logistik

Es ergeben sich also für das gesamte Spektrum der maschinellen Atemhilfe 4 Grundparameter der Einstellung. Wie in Abb. 1 ersichtlich, sind abgesehen von der inspiratorischen Sauerstoffkonzentration (F_1O_2) 2 Zeiten und 2 Drücke alleinig maßgeblich.

Bewußt wird auf ein Einfügen in die herkömmliche „Beatmungsnomenklatur" verzichtet. Es ist möglich, durch Festlegung von „Druck unteres Niveau", „Zeit

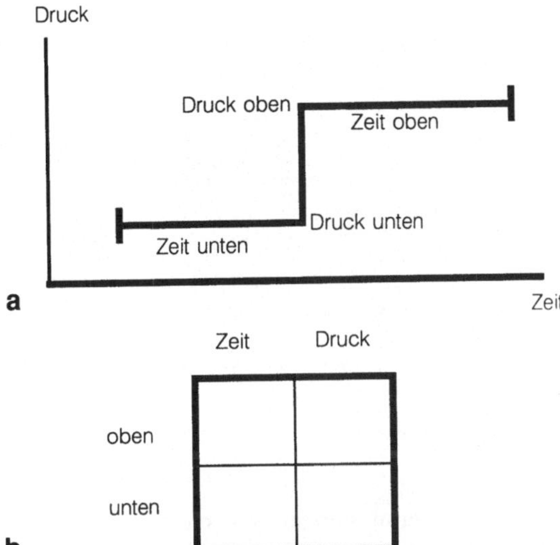

Abb. 1. a Einstellungsmöglichkeiten bei BIPAP, 2 Zeiten und 2 Drücke sind einzustellen, die Dokumentation kann in einer Vierfeldermatrix (**b**) erfolgen

unteres Niveau", „Druck oberes Niveau" und „Zeit oberes Niveau" die Respiratoreinstellung geschlossen zu charakterisieren und in einer „Vierfeldermatrix" zu dokumentieren.

Ventilationsstrategie

Die CO_2-Abatmung ist an das mechanische Hin- und Herbewegen von Luftmengen gebunden. Immer schon war die transpulmonale Druckdifferenz zwischen In- und Exspirium der treibende Faktor dieser Luftverschiebung. Die „Hochblüte" der volumenkonstanten Beatmungsformen war eher durch Mängel in der routinemäßigen Volumetrie verursacht, und es existiert bei den heute zur Verfügung stehenden Volumensmessungen kaum mehr ein Grund, die transpulmonale Druckdifferenz als Volumenportionen „maskiert" zu verabreichen. Dieses Vorgehen entspricht lediglich der Umkehr der Beziehung zwischen Tidalvolumen und transpulmonaler Druckdifferenz bezüglich therapeutischer Vorgabe und atemmechanischem Ergebnis. Das Bindeglied dieser Volumen-Druckbeziehung ist ja die, für die jeweiligen Druckniveaus bzw. Volumenportionen und für eine individuelle Lunge gültige Compliance.

Ist also die Zeitdauer des gesamten Atemzyklus (Zeit unten + Zeit oben) definiert und ebenso die Druckdifferenz (Druck oben – Druck unten) angegeben, so wird daraus ein bestimmtes Atemminutenvolumen resultieren, das sich durch Änderungen der Drücke oder durch Änderungen der Zeiten vergrößern oder verkleinern läßt (Abb. 2).

Die Ersteinstellung der Ventilation mit BIPAP kann also entweder grob abgeschätzt aus der Patientencompliance und seinem Körpergewicht heraus erfolgen, oder die Druckniveaus können gleich den Niveaus einer vorherigen konventionellen Beatmung gewählt werden (unteres Niveau = PEEP, oberes Niveau = endinspiratorischer Druck, inspiratorisches Plateau). Die Modifikationen dieser Ventilation werden bei den Effektkontrollen näher erläutert.

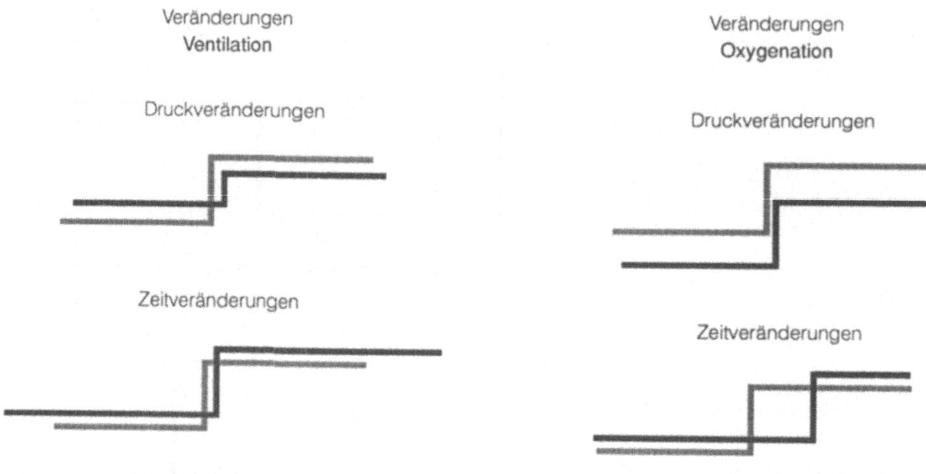

Abb. 2. Veränderungsmöglichkeiten bei BIPAP, die den mechanischen Ventilationsanteil beeinflussen, ohne sich auf den Mitteldruck auszuwirken

Abb. 3. Veränderungsmöglichkeiten bei BIPAP, die den Mitteldruck beeinflussen, ohne sich auf die Ventilation auszuwirken

Strategie zur Oxygenation

In der klinischen Routine fehlen z. Z. brauchbare atemmechanische Meßgrößen (FRC), die eine Titration der vorgelegten Atemwegsdrücke im Spannungsfeld zwischen FRC-Gewinn und Kreislaufdepression ermöglichen würden. Um dennoch eine brauchbare Richtlinie verwenden zu können, haben wir zur BIPAP-Einstellung den Atemwegsmitteldruck, der sich durch die absolut druckkonstanten Verhältnisse leicht ermitteln läßt, als zentrale Denkgröße verwendet. Dabei wurde als unterstes Limit für das untere Druckniveau ein Wert von $5\,cm\,H_2O$[1] angenommen, was etwa dem physiologischen CPAP entspricht. Die weitere Modifikation wurde im wesentlichen nach der Trendverlaufsrichtung des $D_{Aa}O_2$-Quotienten [2] vorgenommen (Abb. 3).

Zusätzlich zum Atemwegsmitteldruckkonzept wurde bei Hinweisen auf massive Inhomogenitäten in der Ventilations-Perfusions-Verteilung darauf geachtet, daß am Ende des unteren Druckniveaus noch ein kleiner, aber in der Flowkurve deutlich sichtbarer Restflow erhalten blieb (IRV-Konzept, individual PEEP).

Druck versus Zeit

Da alle gewünschten Einstellungsmodifikationen entweder durch Druckveränderungen oder auch durch Zeitveränderungen erreicht werden können, mußte auch eine Strategie gefunden werden, wann Drücke bzw. Zeiten verändert werden. In der Anfangsphase wurde die Modifikation eher im Druckbereich vorgenommen,

---

[1] 1 cm H_2O entspricht 98 Pa.

um durch niedrigere Atemwegsdrücke Barotraumarisiken zu minimieren. Im weiteren Verlauf der respiratorischen Therapie wurde dann mit Zeitmodifikation gearbeitet.

Effektkontrollen

Die Effektivität der so eingestellten BIPAP-Druckamplitude wird durch die synoptische Betrachtungsweise von Atemmechanik und Blutgasen bewertet. Die Absolutwerte für CO_2- und O_2-Partialdrücke im arteriellen Blut dienen zur Absicherung, daß vital unbedenkliche Bereiche für diese beiden Parameter erreicht und eingehalten werden.

Effektivität der Ventilation

Die atemmechanische Beurteilung der Ventilation richtet sich vorerst nach dem pro Niveauwechsel abgeatmeten expiratorischen Atemhubvolumen (Grobschätzung der Compliance). Es scheint unter BIPAP bei gleichen Druckverhältnissen wie bei CPPV ein höheres expiratorisches Tidalvolumen zu resultieren. Dieser Effekt ist derzeit quantitativ nicht schlüssig untersucht, sowie auch noch keine erklärenden Hypothesen aufgestellt sind.

Da jedoch jederzeit Spontanatmung möglich ist, ist das Verhältnis des spontan geatmeten Atemminutenvolumens (direkte Messung möglich) zum gesamten Atemminutenvolumen der ausschlaggebende Wert. Der Prozentanteil der Spontanatmung läßt sich sogar als Zielparameter in das zeitliche Management des Entwöhnungsvorganges einbauen. Darüber hinaus muß auf die „Ökonomie" der Spontanatmung geachtet werden. Die spontane Atemfrequenz sollte den Grenzwert von 30 Atemzügen pro Minute nicht übersteigen, und der spontane Atemzug wesentlich über der geschätzten Totraumgröße liegen. Auch der klinische Eindruck der Spontanatmung („Eupnoe") muß bewertet werden. Sollten zu geringe Atemzugvolumina, Tachypnoe oder Dyspnoe auftreten, kann mit einem höheren maschinellen Ventilationsanteil therapeutisch geantwortet werden. Diese Therapiemodifikation sollte bei gleichbleibendem Atemwegsmitteldruck durch Druck- oder Zeitmodifikationen durchgeführt werden.

Die arterielle CO_2-Spannung ist nur noch vitaler Kontrollparameter, jedoch nicht mehr primäres Titrationserfordernis.

Effektivität der Oxygenation

Wie bereits erwähnt, stehen derzeit keine in der klinischen Routine brauchbaren atemmechanischen Größen zur Verfügung, die eine therapeutische Anpassung der Atemwegsdrücke zur optimalen FRC-Erhaltung erlauben würden. Als mögliches Hilfsmittel, zumindest relative Verluste oder Gewinne an FRC zu überwachen, würde sich das Verfahren der „PEEP-Welle" anbieten, das jedoch derzeit beim spontanatmenden Patienten nicht zur Verfügung steht [4].

Die Einstellung und Modifikation des Atemwegsmitteldruckes erfolgt nach Absoluthöhe und Trendverlauf des $D_{Aa}O_2$-Quotienten [2]. Auf die geringstmögliche inspiratorische O_2-Konzentration wird dabei ebenso Rücksicht genommen, wie auf minimale kardiozirkulatorische Effekte. Wiederum kann die Therapiereaktion durch Drücke oder durch Zeitmodifikationen erfolgen, analog den im Abschnitt Ventilation besprochenen Richtlinien.

Klinischer Einsatz

Nach anfänglich eher zögernden klinischen Anwendungen wurde mit fortschreitender Sicherheit im didaktischen Bereich BIPAP an unserer Intensivstation zum Routineverfahren. In der derzeit einjährigen Anwendungsperiode wurden über 100 langzeitbeatmete Intensivpatienten, meist nach Polytraumen, ausschließlich mit BIPAP behandelt. Es ergab sich ein komplikationsarmer, reibungsloser Routineablauf, der durch exzellente Verträglichkeit von seiten des Patienten und durch klare Zielsetzungen und eindeutige situative Entscheidungen von Seiten des Therapeuten geprägt war.

Vor allem bei Patienten, wo bis jetzt bekannte Entwöhnmanöver versagten [wie die synchronisierte, intermittierende, maschinelle Ventilation (SIMV) mit inspiratorischen Druckhilfen, CPAP u. a.] konnte BIPAP mit exaktem zeitlichen Management erfolgreich die Patienten bis zur ausreichenden Spontanatmung von Atmosphärenluft führen (Abb. 4).

Soweit wir BIPAP-Anwendungen überblicken, handelt es sich um ein neuartiges technisches und didaktisches Modell zur respiratorischen Behandlung beim ALF. Sofern die strategischen konzeptuellen Richtlinien ständig und didaktisch griffig präsentiert werden, ist es dem klinischen Anwender möglich, durch ein Minimum an Einstellparametern mit einheitlichen Definitionen, ohne Rücksichtnahme auf uneinheitliche Nomenklaturen klar umschriebene Therapien durchzuführen.

Durch den extrem raschen Wechsel der beiden Druckniveaus wird die Spontanatmung des Patienten in ihrem Timing nicht beeinflußt, selbst eine vollständig maschinell bewirkte Ventilation wird von einem nur leicht analgosedierten Patienten gut toleriert.

Abgesehen von den organisatorisch-therapeutischen Erleichterungen, die unter BIPAP in der klinischen Praxis sehr rasch evident werden, sind vergleichende Untersuchungen zu anderen Verfahren bezüglich Effektivität nötig. Vor allem der atemmechanische Energieaufwand zur Spontanatmung könnte durch indirekte Kaloriemetrie für die verschiedenen Atemhilfsstrategien evaluiert werden (Abb. 5).

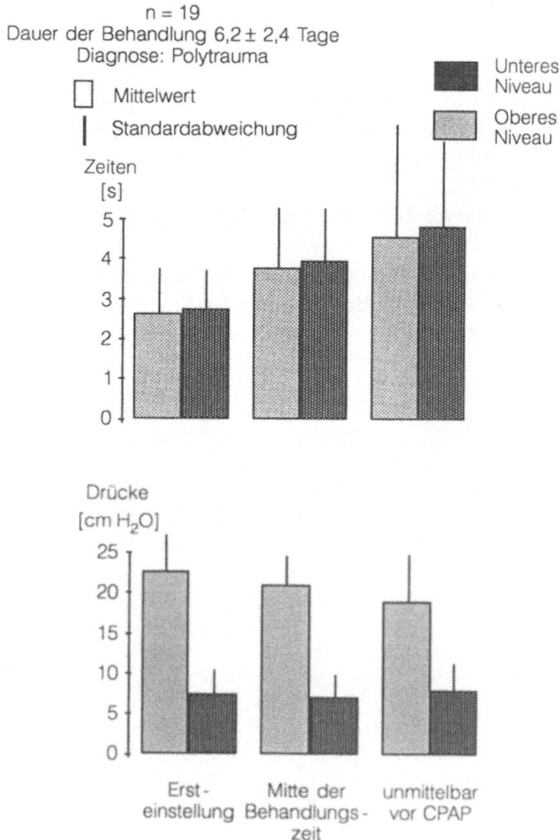

Abb. 4. BIPAP-Einstellungen von 19 polytraumatisierten Patienten im Verlauf der Behandlung von der Ersteinstellung bis zum Übergang auf CPAP

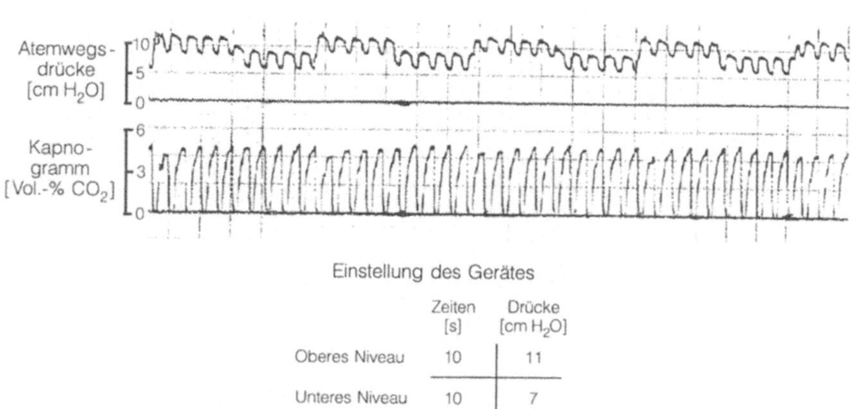

	Zeiten [s]	Drücke [cm H2O]
Oberes Niveau	10	11
Unteres Niveau	10	7

Abb. 5. Originalregistrierung von Atemwegsdruck und Kapnographie eines Patienten unter BIPAP mit 80% Spontanatemanteil vor Übergang auf CPAP

Literatur

1. Baum M, Benzer H, Putensen C, Koller W, Putz G (1989) Biphasic positive airway pressure (BIPAP) – eine neue Form der augmentierten Beatmung. Anästhesist 38:452
2. Benzer H, Haider W, Mutz N, Geyer A, Goldschmied W, Pauser G, Baum M (1979) Der alveolo-arterielle Sauerstoffquotient = „Quotient" = $(P_AO_2\text{-}P_aO_2)/P_AO_2$. Anästhesist 28:533
3. MacIntyre NR (1986) Respiratory function during pressure support ventilation. Chest 89:677
4. Putensen C, Baum M, Koller W, Putz G (1989) PEEP-Welle: Ein automatisiertes Verfahren zur bettseitigen Bestimmung der Volumen/Druck-Beziehung beatmeter Patienten. Anästhesist 38:214

Beatmungsstrategien
bei speziellen Zustandsbildern

Intraoperative Anwendung der Hochfrequenzbeatmung in der Chirurgie der oberen Atemwege (einschließlich broncho-pleuraler Fistel)*

P. A. Scheck, C. Mallios

In unserer Mitteilung konzentrieren wir uns auf die Übersicht klinischer Erfahrungen bei über 3000 Behandlungen in den oberen Atemwegen mit Allgemeinanästhesie, bei denen wir wir Hochfrequenzbeatmung (HFV) angewendet haben.

Die Hauptindikation für die Anwendung dieser Beatmungsmethode in der Anästhesiologie sehen wir bei Eingriffen in den oberen Atemwegen, wo der dünne Insufflationskatheter, bzw. die perkutane transtracheale Nadel dem Operateur eine sehr gute Sicht in das Gebiet erlaubt, das zu untersuchen oder zu behandeln ist.

Bei der Behandlung in den oberen Abtemwegen sind 2 wichtige Problembereiche zu beachten:

- sowohl der Operateur als auch der Anästhesist arbeiten in demselben schmalen Zugang zu den Atemwegen;
- während laserchirurgischen Eingriffen kann es zum Aufflammen verkohlten Gewebes, des Endotrachealtubus oder -katheters kommen.

Eine gute Zusammenarbeit zwischen Chirurg und Anästhesist erscheint uns besonders wichtig.

Alle beschriebenen Eingriffe wurden mit Hilfe eines HFV-Ventilators MK 800 (Acutronic, Jona-Rapperswil, Schweiz) durchgeführt. Die bei unserem Krankengut zur HFV benutzte Frequenz betrug i. allg. 100 Insufflationen pro Minute bei einem Arbeitsdruck von 1,2–2,0 bar.[1] Die Inspirationsphase betrug 30% des Atemzyklus. Zur Beatmung wurde ein Luft-/Sauerstoff-Gemisch benutzt (F_IO_2 0,3–0,5). Diese Mischung wurde durch einen Insufflationskatheter von 14 Char (Pharmaseal, American Hospital Supply Corp.) zugedient, der in der Regel auf nasalem Wege in die Trachea eingeführt wurde. Zur Intubation wird von uns das linke Nasenloch bevorzugt, da der Operateur in der Regel von der rechten Seite sein Instrumentarium in Mund und Rachen einführt. Der Insufflationskatheter liegt in der hinteren Kommissur der Stimmritze und läßt reichlich freien Raum in diesem Gebiet. Es hat sich bei uns bewährt, eine Markierung 8 bzw. 10 cm oberhalb des distalen Endes des Katheters anzubringen. Wenn diese Markierung bei der trachealen Intubation zwischen den Stimmbändern zu liegen kommt, ist das distale Ende des Katheters somit ±2 cm über der Carina, und beide Lungenhälften können gleichmäßig

---

* Die Autoren sind Herrn Dr. S. Armbruster für das Durchsehen des Manuskripts und Frau T. Drenth-Koelewijn und Fräulein D. Haas für sekretarielle Mitarbeit zu Dank verpflichtet.

[1] 1 bar = 100000 Pa.

ventiliert werden. Es muß stets darauf geachtet werden, daß die Beatmungsgase frei aus der Trachea strömen können. Bei einer Obstruktion der Atemwge und dadurch erhöhtem Druck in der Trachea (über 25 cm H_2O)[2] kommt die Beatmung durch eine im Gerät vorhandene Überdrucksicherung automatisch zum Stillstand.

Zur Patientenüberwachunbg werden EKG, Puls (Hewlett Packard, HP 78203A) und in den letzten Jahren auch ein Pulsoximeter (Ohmeda, Biox 3700) angewendet. Blutgasanalysen werden nur auf Indikation durchgeführt (Radiometer ABL 330). Der Blutdruck wird nichtinvasiv gemessen mit einem Accutorr 1.

Im folgenden beschreiben wir die Technik der HFV bei verschiedenen Eingriffen in den oberen Atemwegen sowie die verwendete Anästhesietechnik.

Diagnostische und chirurgische Eingriffe in den oberen Atemwegen (einschließlich Mikrolarynxchirurgie)

Diese Patientengruppe stellt in unserem Krankengut die häufigst vorkommende Indikation für die HFV. Es sei nur kurz darauf hingewiesen, daß die bereits hier beschriebene Technik der HFV sich meistens als ausreichend erweist.

Die Dauer der Eingriffe liegt in den meisten Fällen zwischen 5 bis 20 min. Bei chirurgischen Eingriffen an den Stimmbändern ist eine gleichzeitige Antiödemtherapie angezeigt. Hierfür gebrauchen wir Dexamethason intravenös in einer Dosis von 1 mg/5 kg KG.

Bei größeren pathologischen Prozessen im Larynxbereich kann nach dem Eingriff eine tracheale Intubation von kurzer Dauer erwogen werden. Falls der pathologische Prozeß so ausgebreitet ist, daß es nicht möglich ist, den weichen Insufflationskatheter durch den Tumor einzuführen, versuchen wir ein Absaugröhrchen aus Stahl einzuführen. Diese Notlösung kann nur einige Minuten angewendet werden, da der Gasaustausch nicht ausreichend ist. Außerdem ist das Stahlröhrchen nicht an die anatomischen Verhältnisse angepaßt und kann daher Verletzungen verursachen.

In Situationen, bei denen das Ausströmen der Gase durch den pathologischen Prozeß erschwert wird, führen wir einen zweiten Katheter in die Trachea ein, der den Ausstrom der Gase aus den Lungen ermöglicht.

Eine andere von uns angewandte Beatmungstechnik in diesen Situationen ist die perkutane transtracheale Ventilation.

Laserchirurgie

In den letzten 9 Jahren wurden bei uns über 500 Laser-chirurgische Eingriffe in den oberen Atemwegen durchgeführt, bei denen HFV benützt wurde. Indikationen hierfür waren prämaligne Pathologien, Pappillome, partielle Tumorresektionen und kleine Tumorrezidive.

---

[2] 1 cm H_2O = 98 Pa.

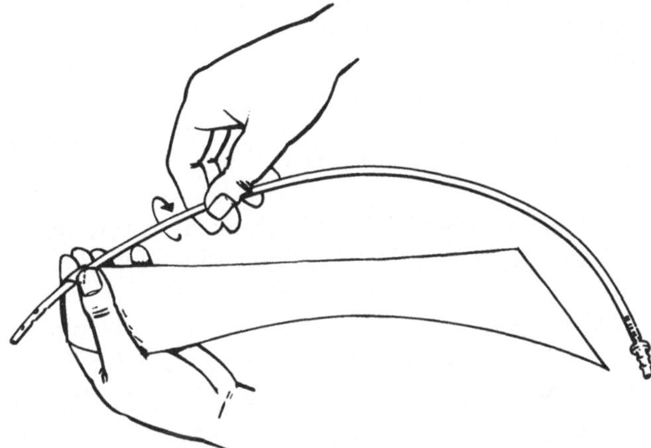

Abb. 1. Befestigen der
Aluminiumfolie

Mit zwei Problemen muß man rechnen:

- die Möglichkeit des Aufflammens des Insufflationskatheters sowie
- die Zufuhr eines Gasgemisches mit hohem Sauerstoffanteil, der das Aufflammen noch unterstützen kann.

Man hat darum versucht, nicht brennbare Materialien zu benützen, hauptsächlich Metall- oder aus Metallringen bestehende Katheter. Der Nachteil dieser Katheter ist beträchtlich, da sie nicht gut an die anatomsichen Verhältnisse angepaßt werden können, zu dick sind oder die Atemwege leicht verletzten können.

Der neueste Laser-Flex-Tubus (Mallinckrodt, Glenn Falls, NY 12801, USA) hat 2 distale Manschetten, die mit NaCl gefüllt werden, wobei auch Luft in die Manschetten kommt. Die Nachteile des Laser-Flex-Tubus sind zweierlei: der Tubus ist ziemlich dick und sehr teuer, da er zum Einmalgebrauch bestimmt ist.

Unsere Methode besteht darin, daß wir den HFV-Katheter in eine 15 µm dünne Aluminiumfolie einpacken (Abb. 1). Das korrekte Einpacken des Katheters nach der von uns beschriebenen Methode ist äußerst wichtig, um das Verschieben der Folie zu verhindern. Der Katheter wird am distalen Ende bis etwa 3 cm bedeckt, um die Seitenöffnungen freizulassen. Um eine gute Passage des Katheters durch die Nase zu gewährleisten, wird das Naseninnere vor dem Eingriff mit einem Nasenspray (Decongestivum) behandelt und die Aluminiumfolie am Katheter mit einem Gleitmittel benetzt. Die mit Aluminiumfolie umwickelten Katheter haben sich sehr gut bewährt. Auch nach wiederholtem Bestrahlen mittels Laser zeigt die Folie keine Schäden. Außerdem reflektiert sie den Laserstrahl nicht. Vom Gebrauch von Aluminiumklebebändern wird dringend abgeraten, da beim Einführen durch die Nase die Schleimhaut und die Stimmbänder sehr ernst verletzt werden können. Der mit Folie geschützte Katheter wird vorsichtig durch die Nase eingebracht. Bei der Einführung des Katheters in die Trachea mit Hilfe einer Magillzange ist die Folie am meisten gefährdet. Manchmal gelingt es, den Katheter ohne Instrumentarium durch die Glottis vorzuschieben. Durch die Anwendung der beschriebenen Maßnahmen kam es bisher in unserer Abteilung bei Laserbehandlungen in keinem Fall zu der gefürchteten Komplikation des Aufflammens des Katheters.

Es bleibt trotzdem wichtig, ein Protokoll mit Maßnahmen für solche Fälle bereit zu haben, da durch den Laserstrahl ja auch verkohltes Gewebe aufflammen kann.

Perkutane transtracheale HFV

Seit über 30 Jahren ist die Technik der perkutanen transtrachealen Beatmung bekannt. Klain u. Smith [18] waren die ersten, die 1977 hierbei HFV angewendet haben.

Als Indikation für dieses Verfahren werden hauptsächlich ausgebreitete Tumorprozesse im Larynxbereich betrachtet, aber auch Trismus, Läsionen im Bereich der Halswirbelsäule sowie schwierige endotracheale Intubationen. Als akute Indikationen betrachten wir außer unerwartet ausgebreiteten Tumorprozessen hauptsächlich schwere Gesichtstraumata. Ravussin u. Freeman [24] haben eine spezielle Nadel entworfen, die wir in den letzten 3 Jahren bei unserem Krankengut angewendet haben. Es handelt sich um einen Teflonkatheter mit einem Innendurchmesser von 1,8 mm auf einer Stahlnadel. Am distalen Ende befinden sich außer der zentralen Öffnung weitere 2 kleine (0,8 mm) Öffnungen, die den Venturi-Effekt vermindern.

Der Luer-Lock-Konnektor des Teflonkatheters ermöglicht einen festen Anschluß an den HFV-Ventilator (Abb. 2). Der Katheter kann eventuell auch durch sein breites Ende an einen konventionellen Ventilator oder einen Ambuball angeschlossen werden. Die beiden Seitenflügel werden mittels eines Velcrobands um den Hals

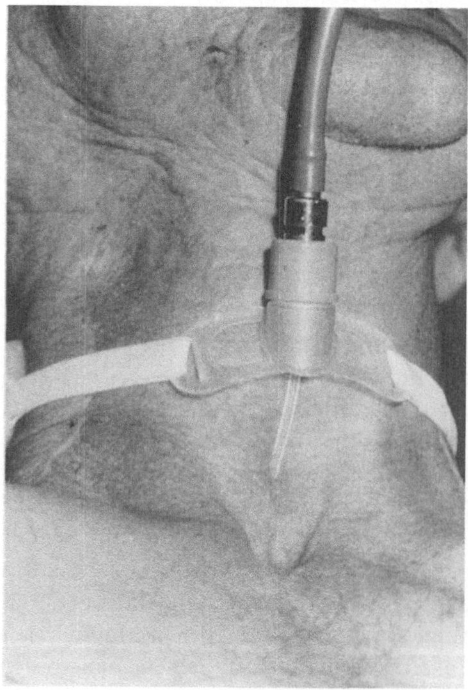

Abb. 2. Perkutaner transtrachealer Teflonkatheter in situ angeschlossen an den MK 800

befestigt. Die Technik des Anlegens eines perkutanen transtrachealen Katheters ist ziemlich einfach und kann in Lokal- oder Allgemeinanästhesie durchgeführt werden. Der Katheter wird an eine mit Luft gefüllte 10 ml Spritze angeschlossen und durch die Kriboidmembran eingeführt. Sobald die Spitze in der Trachea liegt, kann ohne Resistenz Luft aus der Spritze injiziert werden. Der Teflonkatheter wird weiter vorgeschoben. Die Nadel wird entfernt und der Katheter an den Ventilator angeschlossen. Zur Kontrolle muß die Lunge auskultiert werden.

Wir haben die HFV als Notfallbehandlung bei einem 53jährigen Asthmatiker durchgeführt, der mit einem regurgitierten, aus dem Mund hängenden Tumor eingeliefert wurde. Der Mann war asphyktisch und unruhig; Beatmungsversuche mittels Maske waren nicht ausreichend, der p_aCO_2 stieg an. Eine Laryngoskopie und endotracheale Intubation wurden als zu riskant betrachtet, da die Gefahr einer dadurch ausgelösten ernsten Blutung bestand. Die HFV wurde angewendet, der Stiel des Tumors wurde durch den Mund ligiert.

Die HFV ist natürlich nicht ohne Risiko. Eine Hämorrhagie nach der Punktion, ein subkutanes oder mediastinales Emphysem können entstehen, wenn die Nadel nicht gut eingeführt wird oder aus der Trachea weggleitet. Eine exspiratorische Obstruktion ist weniger wahrscheinlich, da die Glottis als Klappe in kranialer Richtung funktioniert. Eine Ösophaguspunktion kann entstehen, wenn die Nadel durch die Hinterwand der Trachea gestoßen wird. Bei 2 von 16 Patienten, die von uns akut mit HFV behandelt wurden, traten Probleme auf. Bei einem Patienten konnte die Nadel bei ausgebreitetem Ödem und Malignität nicht bis in die Trachea vorgeschoben werden, so daß eine Notfalltracheotomie notwendig wurde. Bei einem anderen Patienten wurde die Nadel nicht präzis eingeführt, so daß ein subkutanes Emphysem entstand. Bei den 14 übrigen akuten Eingriffen bewies sich die HFV als gute Methode der Ventilation.

HFV eines solitären Lungenflügels bei der Behandlung zum Kleben von Bronchusfisteln nach Pneumonektomien

Fisteln des Bronchusstumpfes nach Pneumonektomie stellen ernste Komplikationen dar.

Nach günstigen Berichten über den Gebrauch eines Klebstoffes auf Fibrinbasis haben wir die Beatmung technisch angepaßt an diese Behandlungsmethode.

Der Zweikomponentenfibrinklebstoff verbessert sowohl die Hämostase als auch die Wundheilung. Der Klebstoff wird unter Druck appliziert mit Hilfe eines sog. Tissomat (Immuno AG., Wien).

Der Eingriff verläuft in 3 Phasen (Abb. 3):

1) Der mit einer Aluminiumfolie bedeckte Insufflationskatheter wird mit Hilfe eines optischen Stilettes in den Hauptbronchus vorgeschoben. Um ungewünschten Bewegungen des Insufflationskatheters bei der Beatmung vorzubeugen, wird ein Katheter mit der erwähnten dünnen Aluminiumfolie benützt.
2) Danach wird ein starres Bronchoskop eingeführt. Falls Nahtmaterial in das Lumen des Bronchusstumpfes hineinragt, wird es mit Hilfe einer Biopsiezange entfernt.

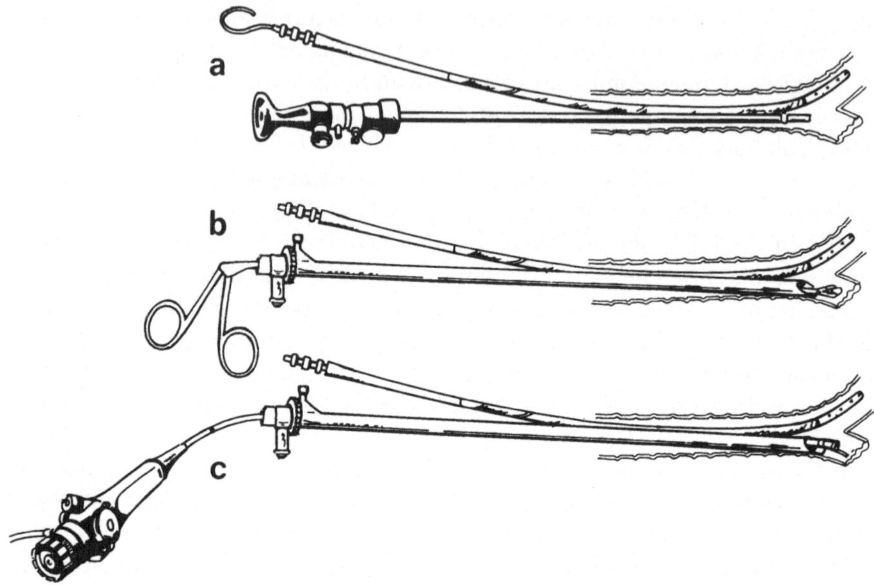

Abb. 3a–c. Die einzelnen Phasen der Fibrinklebung eines Bronchusstumpfes (s. Text). (Mit Genehmigung von „Anaesthesia")

3) Durch das Lumen des starren Bronchoskops wird ein flexibles Bronchoskop eingeführt. Durch dessen Absaugkanal wird ein dünner, rigider Katheter durchgezogen, durch den dann der Klebstoff auf die Fistel mit Hilfe des Tissomat gepreßt wird.

Die Beatmung wird dann bis zu 60 s unterbrochen, um den Klebstoff trocknen zu lassen. Nach weiteren 10–12 min liegt der Klebstoff fest an und ist trocken. Um Husten zu verhindern, wird intramuskulär 10 mg Kodein gegeben und außerdem noch eine 4%ige Lidocainlösung in den Larynx und die Trachea gespritzt. Der Insufflationskatheter wird als Absaugkatheter gebraucht und langsam zurückgezogen. Der Brechreiz wird durch eine i.v.-Gabe von 50–100 mg Alizapride unterdrückt. Diese Klebstofftherapie muß in vielen Fällen wiederholt werden, da der Klebstoff nach einiger Zeit nicht mehr festsitzt.

Daher wurde bei 14 Patienten diese Therapie 28mal angewendet, immer mit derselben Beatmungs- und Anästhesietechnik. Tabelle 1 zeigt Blutgaswerte im ungünstigsten Moment der Behandlung während der Apnoe zum Trocknen des Klebstoffes bei 25 Behandlungen. Bei 3 anderen Behandlungen stieg das arterielle CO_2 kurz über 8 kPa.

Die HFV ermöglicht die Ventilation des solitären Lungenflügels, ohne dabei einen Druck des Luftstroms auf die behandelte Fistel auszuüben.

Anästhesie bei HFV

Die Allgemeinanästhesie erfolgt auf i.v.-Weg. Es werden ausschließlich kurzwirkende Mittel gebraucht.

Tabelle 1. Blutgaswerte bei Fibrinklebung von Bronchusfisteln (n = 25) nach dem Trocknen des Klebstoffes und 60 s Apnoe

pH-Wert	7,37 (7,23– 7,50)
p_aCO_2	5,3 (3,9 – 6,9) kPa
p_aO_2	26,1 (8,15–33,6) kPa

Nach einer Prämedikation mit Atropin und Midazolam wird die Anästhesie eingeleitet mit 1 mg Alfentanil, anschließend folgt Methohexiton und Suxamethonium je 1 mg/kg KG. Auf Indikation wird auch Etomidat zur Einleitung gebraucht. Die Anästhesie wird weiter geführt mit 2 Tropfinfusionen, die eine, eine hypnotisch-analgetische Kombination von 500 mg Methohexiton und 5 mg Alfentanil in 250 ml einer Glukosekochsalzlösung. Mittels Infusionspumpe wird diese Lösung i. allg. mit einer Tropfgeschwindigkeit von 200 ml/Stück in den ersten 10 min infundiert. Das ergibt eine mittlere Minutendosierung von 100 µg Methohexiton/kg KG und 1 µg Alfentanil/kg KG. Danach wird die Geschwindigkeit herabgesetzt auf 100 ml/Stück.

Die zweite Tropfinfusion enthält eine 0,1 %ige Lösung von Suxamethonium. Die Tropfgeschwindigkeit beträgt 80–100 Tropfen/min, hat also eine ähnliche Frequenz wie die HFV.

Zu den Problemen der HFV gehören die Homöostase des Kohlendioxids, die mögliche, wenn auch kurze Obstruktion der Ausatmung während chirurgischer Manipulationen in den Atemwegen, das Abknicken des dünnen Insufflationskatheters, das sich lösen der Aluminiumfolie sowie Blutungen beim Einführen des Katheters durch die Nase. Im Gegensatz zur Langzeitbeatmung auf Intensivstationen stellt sich bei uns kein Problem der Befeuchtung der Atemgase bei der HFV dar.

Zusammenfassung

Bei der Chirurgie der oberen Atemwege wurde eine Beatmungs- und Anästhesietechnik angewendet, die dem Chirurgen einen guten Zutritt zu den Atemwegen verschafft.

Die HFV mittels eines 14 Char dicken Insufflationskatheters oder einer perkutanen transtrachealen Nadel bei einer auf i.v.-Wege geführten Anästhesie ermöglicht dem Chirurgen nahezu ideale Bedingungen für diagnostische und chirurgische Eingriffe in den oberen Atemwegen. Bei völliger Muskelrelaxation ist die Beatmung zureichend. Die kurzwirkenden Stoffe, die für die Allgemeinanästhesie gebraucht werden, ermöglichen ein schnelles Erwachen.

Literatur

1. Attia RR, Battit GE, Murphy JD (1975) Transtracheal ventilation. JAMA 234:1152
2. Babinski M, Smith RB, Klain M (1980) High frequency jet ventilation for laryngoscopy. Anesthesiology 52:178
3. Baraka A (1986) Transtracheal jet ventilation during fiberoptic intubation under general anesthesia (letter). Anesth Analg 65:1091

4. Baum M, Benzer H, Goldschmied W, Mutz N (1983) Pressure flow pattern and gas transport using various types of high frequency ventilation. In: Scheck PA, Sjöstrand UH, Smith RB (eds) Perspectives in high frequency ventilation. Nijhoff, Boston The Hague, p 51

5. Borg U, Eriksson I, Sjöstrand U (1980) High frequency positive pressure ventilation (HFPPV): a review based upon its use during bronchoscopy and for laryngoscopy and microlaryngeal surgery under general anesthesia. Anesth Analg 59:594

6. El-Baz N, El-Ganzouri A, Gottschalk W, Jensik R (1981) One lung high-frequency positive pressure ventilation for sleeve pneumonectomy: an alternative technique. Anesth Analg 60:683

7. Eriksson J, Sjöstrand U (1977) A clinical evaluation of high frequency positive pressure ventilation (HFPPV) in laryngoscopy under general anaesthesia. Acta Anaesth Scand [Suppl] 64:110

8. George PJM, Garrett CPO, Nixon C, Hetzel MR, Nanson EM, Millard FJC (1987) Laser treatment for tracheobronchial tumors: local or general anaesthesia? Thorax 42:656

9. Haas S, Stemberger A, Duspiva W, Weidringer JW, Ippsich A, Blümel G (1984) Zur Frage des Inhibitor-Zusatzes bei der Fibrinklebung. In: Scheele J (Hrsg) Fibrin-Klebung. Springer, Berlin Heidelberg New York Tokyo, S 6–10

10. Heine P, Axhausen M (1988) Anaesthesie und Laserchirurgie im Hals-Nasen-Ohrenbereich. Anaesthesist 37:10

11. Hunton J, Oswal VH (1987) Anaesthetic management for carbon dioxide laser surgery in tracheobronchial lesions. Anaesthesia 42:1222

12. Jacoby JJ, Hamelberg W, Ziegler CH, Flory FA, Jones JR (1956) Transtracheal resuscitation. JAMA 162:625

13. Jacobs HB (1972) Emergency percutaneous transtracheal catheter and ventilator. J Trauma 12:50

14. Jessen C, Sharma P (1985) Use of fibrin glue in thoracic surgery. Ann Thorac Surg 39:521

15. Katz RL, Berci G (1979) The optical stylet – a new intubation technique for adults and children with specific reference to teaching. Anesthesiology 51:251

16. Keszler H, Klain M (1982) Importance of position of jet orifice in high frequency jet ventilation. Crit Care Med 10:234

17. Klain M, Keszler H (1983) What is the role of transtracheal ventilation in emergency and long-term respiratory support. In: Scheck PA, Sjöstrand UH, Smith RB (eds) Nijhoff, Den Haag Boston

18. Klain M, Smith RB (1977) High frequency percutaneous transtracheal jet ventilation. Crit Care Med 5:280

19. Kram HB, Shoemaker WC, Hino ST, Chang HS, Harley DP, Fleming AW (1985) Tracheal repair with fibrin glue. J Thor Cardiovasc Surg 90:771

20. Mallios C, Scheck PA (1983) Total intravenous anaesthesia during high frequency ventilation. In: Scheck PA, Sjöstrand UH, Smith RB (eds) Perspectives in high frequency ventilation. Nijhoff, Boston Den Haag

21. Mallios C, Stolk MA van, Scheck PA, Overbeek SE, Sie TH (1988) One lung high frequency ventilation for peroral sealing of bronchial stump fistulas. Anaesthesia 43:409

22. Pashayan AG, Gravenstein JS, Cassisi NJ, Mc Laughlin G (1988) The helium protocol for laryngotracheal operations with CO_2 laser: A retrospective review of 523 cases. Anesthesiology 68:801

23. Patel KF, Hicks JN (1981) Prevention of fire hazards associated with use of carbon dioxide lasers. Anesth Analg 60:885

24. Ravussin P, Freeman J (1985) A new transtracheal catheter for ventilation and resuscitation. Can Anaesth Soc J 32:60

25. Redl H, Schlag G, Dinges HP (1982) Methods of fibrin seal application. Thorac Cardiovasc Surg 30:223

26. Rontal E, Rontal M, Wenokur ME (1985) Jet insufflation anesthesia for endolaryngeal laser surgery: a review of 318 consecutive cases. Laryngoscope 95:990
27. Scheck PA (1985) High frequency positive pressure ventilation. In: Carlon GC, Howland WS (eds) High-frequency ventilation in intensive care and during surgery. Dekker, New York Basel, pp 45–61
28. Scheck PA, Mallios C (1984) Peroral endoscopies using intravenous anesthesia and high-frequency ventilation. Crit Care Med 12:803
29. Scheck PA, Mallios C (1988) Carbon dioxide laser surgery. Anaesthesia 43:608
30. Scheck PA, Mallios C, Knegt P (1983) High frequency ventilation for laser surgery of the larynx. In: Scheck PA, Sjöstrand UH, Smith RB (eds) Perspectives in high frequency ventilation. Nijhoff, Boston The Hague
31. Scheck PA, Mallios C, Knegt P, Schans EI van der (1984) High frequency ventilation in laser surgery of the larynx. Clin Otolaryngol 9:203
32. Schramm VL, Mattox DE, Stool SE (1981) Acute management of laser ignited intratracheal explosion. Laryngoscope 91:1417
33. Scuderi PE, McLeskey CH, Comer B (1982) Emergency percutaneous transtracheal ventilation during anesthesia using readily available equipment. Anesth Analg 61:867
34. Simpson JL, Wolf GD (1988) Flammability of esophageal stethoscopes, nasogastric tubes, feeding tubes, and nasopharyngeal airways in oxygen- and nitrous oxide-enriched atmospheres. Anesth Analg 67:1093
35. Sjöstrand U (1980) High frequency positive pressure ventilation (HFPPV): a review. Crit Care Med 8:345
36. Slutsky ASV (1988) Nonconventional methods of ventilation. Am Rev Respir Dis 138:175
37. Smith RB (1974) Transtracheal ventilation during anesthesia. Anesth Analg Curr Res 53:225
38. Smith RB, MacMillan BB, Petruscak J, Pfaeffle HH (1973) Transtracheal ventilation for laryngoscopy (a case report). Ann Otol Rhinol Laryngol 82:347
39. Smith RB, Myers EN, Sherman H (1974) Transtracheal ventilation in paediatric patients. Br J Anaesth 46:313
40. Smith RB, Schaer WB, Pfaeffle HH (1975) Percutaneous transtracheal ventilation for anesthesia and resuscitation: a review and report of complications. Canad Anaesth Soc J 22:607
41. Smith RB, Catala F, Hoff BH, Babinski M, Gelineau J (1981) Long-term transtracheal high frequency ventilation in dogs. Crit Care Med 9:311
42. Sosis M (1988) Polyvinylchloride endotracheal tubes are hazardous for CO_2 laser surgery. Anesthesiology 69:801
43. Spoerel WE, Narayanan PS, Singh NP (1971) Transtracheal ventilation. Br J Anaesth 43:932
44. Stinson TW (1977) A simple connector for transtracheal ventilation (letter). Anaesthesiology 47:232
45. Swartzman S, Wilson MAS, Hoff BH, Bunegin L, Smith RB, Sjöstrand U (1984) Percutaneous transtracheal jet ventilation for cardiopulmonary resuscitation: Evaluation of a new jet ventilator. Crit Care Med 12:8
46. Sykes MK (1989) Editorial. High frequency ventilation. Br J Anaesth 62:475
47. Thetter O (1981) Fibrin adhesive and its application in thoracic surgery. Thorac Cardiovasc Surg 29:290
48. Waclawiczek HW, Chmelizek F (1985) Endoscopic treatment of bronchus stump fistulae following pneumonectomy with fibrin sealant in domestic pigs. Thorac Cardiovasc Surg 33:344
49. Wolf GL, Simpson JI (1987) Flammability of endotracheal tubes in oxygen and nitrous oxide enriched atmosphere. Anesthesiology 67:236

SIMV, inspiratorische Druckunterstützung:
Einfluß der Spontanatmung während der Entwöhnung
auf die Ventilations-Perfusions-Verhältnisse*

P. Radermacher, L. Beydon, B. Santak, K. J. Falke

Seit der Einführung der synchronisierten, intermittierenden, maschinellen Ventilation (SIMV) und der inspiratorischen Druckunterstützung („pressure support", PS) wurden diesen Beatmungsformen im Vergleich zur konventionellen kontrollierten maschinellen Ventilation (CMV) verschiedene Vorteile für die Entwöhnungsphase vom Respirator zugesprochen. Einer dieser potentiellen Vorteile ist eine Verbesserung der Ventilations-Perfusions-Verteilungsverhältnisse in der Lunge: Die Kombination aus Beatmung und Spontanatmung müßte zu einer homogeneren Verteilung der alveolären Ventilation führen [6], weil während der Spontanatmung durch die aktiven Diaphragmakontraktionen das inspiratorische Gas bevorzugt zu den basalen Lungenregionen verteilt wird [2]. Während der Beatmung gelangt das inspiratorische Gas aufgrund der erhöhten Compliance der Thoraxwand und der fehlenden Diaphragmaaktivität v. a. in die apikalen Lungenregionen. In der Tat konnten Wolf et al. [7] eine Abnahme des alveolären Totraums während IMV im Vergleich zu CMV bei Patienten nach Operationen am offenen Herzen nachweisen. Bislang liegen keine Arbeiten über die zusätzliche Unterstützung der Spontanatmung mit PS vor. Ziel unserer Studien war es daher, bei verschiedenen Patientengruppen den Einfluß von SIMV und PS auf die Verteilung der Ventilation-Perfusion-Verhältnisse zu untersuchen.

Zwei verschiedene Patientenkollektive wurden für die Untersuchungen ausgewählt.

Gruppe I bestand aus 9 Patienten in der Entwöhnungsphase von der kontrollierten Beatmung nach größeren, abdominalgefäßchirurgischen Eingriffen. Keiner der Patienten hatte klinische oder anamnestische Zeichen einer chronisch-obstruktiven Lungenerkrankung (COPD). Alle Patienten konnten erfolgreich entwöhnt werden. In dieser Gruppe wurde CMV (Atemfrequenz 8–10/min, Atemzugvolumen 12–14 ml/kg KG mit SIMV (maschinelle Atemfrequenz 4–5/min, Abb. 1) verglichen. Die Spontanatemzüge wurden mit einer inspiratorischen Druckunterstützung von 5–7 cm H_2O assistiert, so daß das Spontanatemzugvolumen etwa 35–50% des maschinellen Atemzugvolumens erreichte (Abb. 1).

In der *Gruppe II* wurden 7 internistische Patienten untersucht, die im Rahmen einer dekompensierten COPD beatmungspflichtig geworden waren und deren Entwöhnung sich als problematisch erwies. Während des Untersuchungszeitraums

---

* Unterstützt durch die Deutsche Forschungsgemeinschaft (Ra 396/1-1 und Fa 139/2-1).

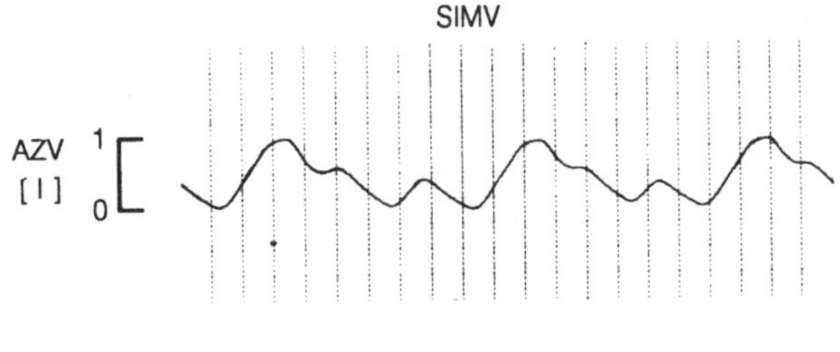

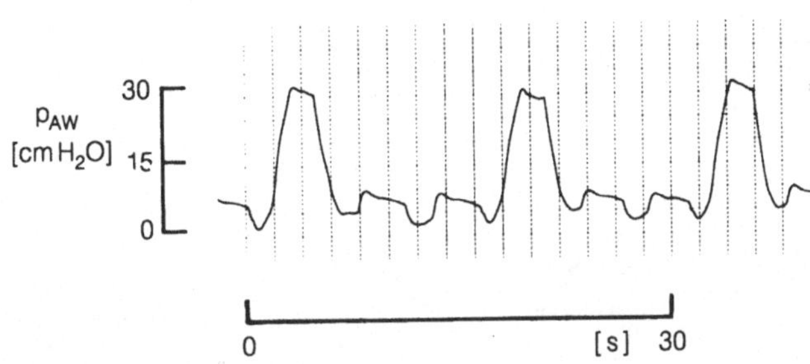

Abb. 1. Kontinuierliche Registrierung von AZV (*oben*) und p_{AW} (*unten*) eines Patienten der Gruppe I während SIMV mit PS. Der Zeitmaßstab verdeutlicht die maschinelle Atemfrequenz von 4–5 min^{-1}

tolerierten die Patienten Spontanatmung über 4–6 h ohne Zeichen der respiratorischen Ermüdung [1]. Bei diesen Patienten wurde CMV mit einer mit PS assistierten Spontanatmung verglichen. Das Niveau der Druckunterstützung betrug 10–12 cm H$_2$O und war so eingestellt, daß das Atemzugvolumen etwa 70% des maschinellen Atemzugvolumens erreichte. Die Untersuchungen wurden mit einem Servo 900 C Ventilator durchgeführt, bei dem das PEEP-Niveau auf dem vor der Untersuchung benutzten Wert belassen blieb. Die inspiratorische O$_2$-Konzentration wurde so gewählt, daß während der gesamten Untersuchuchung der arterielle pO$_2$ nicht unter 90 mm Hg abfiel.

Gemessen wurden die Drücke im großen und kleinen Kreislauf, das Herzminutenvolumen (CO), das Atemminuten- (AMV) und Atemzugvolumen (AZV), die Atemfrequenz (AF), arterielle und gemischtvenöse Blutgase, Hämoglobin und O$_2$-Sättigung. Da die arteriellen Gaspartialdrücke ein integratives Bild verschiedener Einflußgrößen wie CO, Stoffwechselsituation und Lungenfunktion darstellen, wurden bei allen Patienten außerdem Ventilation-Perfusion-Verteilungsverhältnisse ($\dot{V}_A/\dot{Q}$) mit Hilfe der Inertgaseliminationsmethode analysiert [5]. Diese Methode, bei der das Eliminationsverhalten verschiedener physiologisch inerter Gase mit sehr unterschiedlicher Löslichkeit untersucht wird [4], erlaubt nicht nur die Differenzierung der Ursachen einer venösen Beimischung und des physiologischen Totraums, sondern ermöglicht die Beschreibung fast kontinuierlicher Ventilation-Perfusion-Verteilungskurven über nahezu das gesamte Spektrum der möglichen $\dot{V}_A/\dot{Q}$. Bei den Patienten der Gruppe II wurden diese Analysen durch die Bestimmung regionaler Verteilungen von $\dot{V}_A/\dot{Q}$ ergänzt, um eine topographische Zuordnung der mit Hilfe der Inertgasmethode erfaßten funktionellen Veränderungen zu ermöglichen. Nach Inhalation von radioaktivem ^{81m}Krypton bzw. Infusion von ^{99m}Technetium ergibt sich die regionale Ventilation-Perfusion-Verteilung aus dem Quotienten der regionalen ^{81m}Kr-Ventilations- und der zugehörigen ^{99m}Tc-Perfusionsaktivität [3].

Die Kombination SIMV/PS führte bei den Patienten der Gruppe I zu einer Zunahme des Ventilationsanteils von Lungenregionen mit hohem $\dot{V}_A/\dot{Q}$ (10 $< \dot{V}_A/$

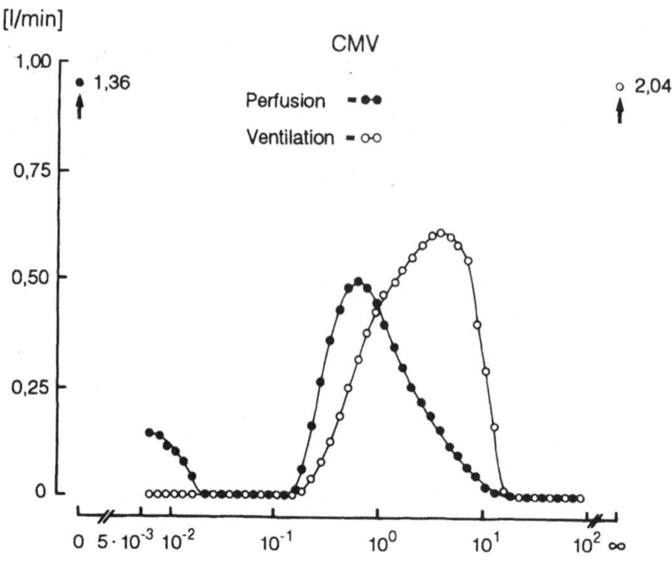

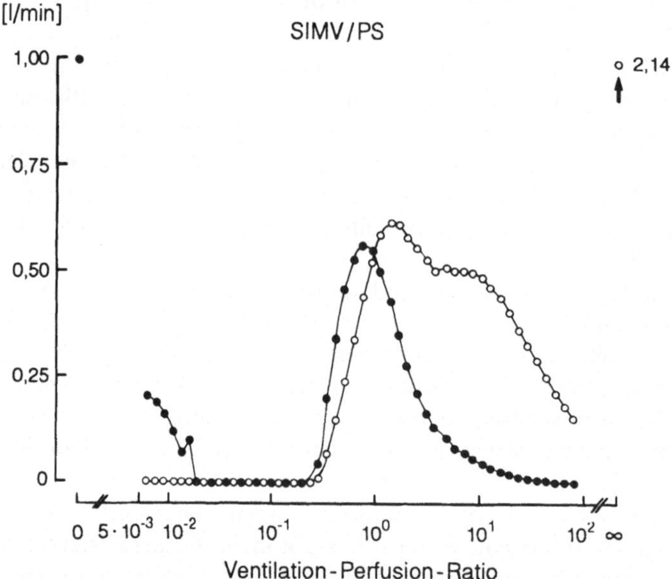

Abb. 2. Kontinuierliche Ventilation-Perfusion-Verteilungskurven eines Patienten der Gruppe I. *Oben:* kontrollierte maschinelle Ventilation (*CMV*); *unten: SIMV* mit inspiratorischer Druckunterstützung (*SIMV/PS*). *Geschlossene Kreise* stellen den pulmonalen Blutfluß, *offene Kreise* die alveoläre Ventilation dar

$\dot{Q} < 100$) und des Inertgastotraums ($\dot{V}_D/\dot{V}_T$) zu Lasten des Ventilationsanteils von Lungenarealen mit normalem $\dot{V}_A/\dot{Q}$ ($0,1 < \dot{V}_A/\dot{Q} < 10$) (Abb. 2). Da die Patienten in der Lage waren, ihr AMV zu steigern (von 8,9 auf 10,7 l/min), war diese Zunahme des Anteils relativ überventilierter Lungenregionen jedoch nicht mit einem erhöhten

Tabelle 1. Atemminutenvolumen ($\dot{V}_E$), arterieller pCO_2 und Inertgastotraum ($\dot{V}_D/\dot{V}_T$) bei den Patienten der Gruppe II. *CMV* kontrollierte Beatmung, *PS* Spontanatmung mit inspiratorischer Druckunterstützung

	$\dot{V}_E$ [l/min]	$paCO_2$ [mmHg]	$\dot{V}_D/\dot{V}_T$ [%]
CMV	7,3	43,9	38,9
PS	7,7	48,6	46,2
Signifikanz	n.s.	p < 0,05	p < 0,05

arteriellen pCO_2 verbunden. Im Gegensatz zu den Veränderungen der Ventilationsverteilung wurde kein signifikanter Einfluß auf die Perfusionsverteilung gefunden. Da auch die O_2-Aufnahme und das CO konstant blieben, wurden auch keine Veränderungen des arteriellen pO_2, der ja v. a. von der Verteilung des Blutflusses abhängt, gemessen.

In der Gruppe II zeigte sich ein ähnliches Ergebnis für die Ventilation-Perfusion-Verteilungen. Bei der Analyse der Inertgaselimination fiel besonders die deutliche Zunahme des Totraums auf (Tabelle 1), die mit einem Anstieg des arteriellen pCO_2 verbunden war, weil dieser zusätzliche Anteil „verschwendeter" Ventilation nicht durch eine Erhöhung des AMV kompensiert wurde (Tabelle 1). Das topographische Korrelat dieser Veränderungen des pulmonalen Gasaustauschs wird aus den szintigraphischen Analysen deutlich (Abb. 3). In den Apexregionen kam es zu einer Zunahme des Anteils relativ überventilierter Regionen bzw. der Totraumventilation, und in den basalen Lungenarealen wurde eine Erhöhung des Anteils hypoventilierter Regionen und des intrapulmonalen Shunts beobachtet. Dieses Ergebnis drückt sich in einem verstärkten kraniokaudalen $\dot{V}_A/\dot{Q}$-Gradienten mit einer Vergrößerung der Spanne gemessener $\dot{V}_A/\dot{Q}$-Koeffizienten aus.

Über die Ursachen dieser Befunde kann an dieser Stelle nur spekuliert werden. Auffällig ist der Unterschied zu den Resultaten von Wolff et al. [7], die zwar auch eine Zunahme der Totraumventilation während IMV beobachteten, dieses Ergebnis jedoch auf eine Erhöhung des seriellen Totraums aufgrund des geringen Spontan-AZV bei gleichzeitiger Verringerung des alveolären Totraums zurückführen konnten. Möglicherweise führte das unter dem gewählten Niveau der inspiratorischen Druckunterstützung im Vergleich zur reinen Spontanatmung steilere inspiratorische Flußprofil zu einer Ventilationsverteilung, die der Verteilung während CMV ähnelt. Die daraus resultierende bevorzugte Ventilation der Apexregionen hat dann aufgrund des reduzierten AZV eine Erhöhung des Totraumanteils zur Folge. Die Zunahme der Ventilation von Regionen mit hohem $\dot{V}_A/\dot{Q}$ ($\dot{V}_A/\dot{Q} > 10$, s. Abb. 2) deutet an, daß dieser erhöhte Totraumanteil durch eine Umverteilung der alveolären Ventilation hervorgerufen wird.

Zusammenfassend kann gesagt werden, daß bei postoperativen Patienten ohne Störung der Lungenfunktion und bei Patienten mit COPD die erwartete globle Verbesserung der Verteilung von alveolärer Ventilation und pulmonalem Blutfluß durch SIMV und PS im Vergleich zu CMV nicht nachgewiesen werden konnte. Sowohl die Kombination von SIMV und PS als auch reine mit PS assistierte

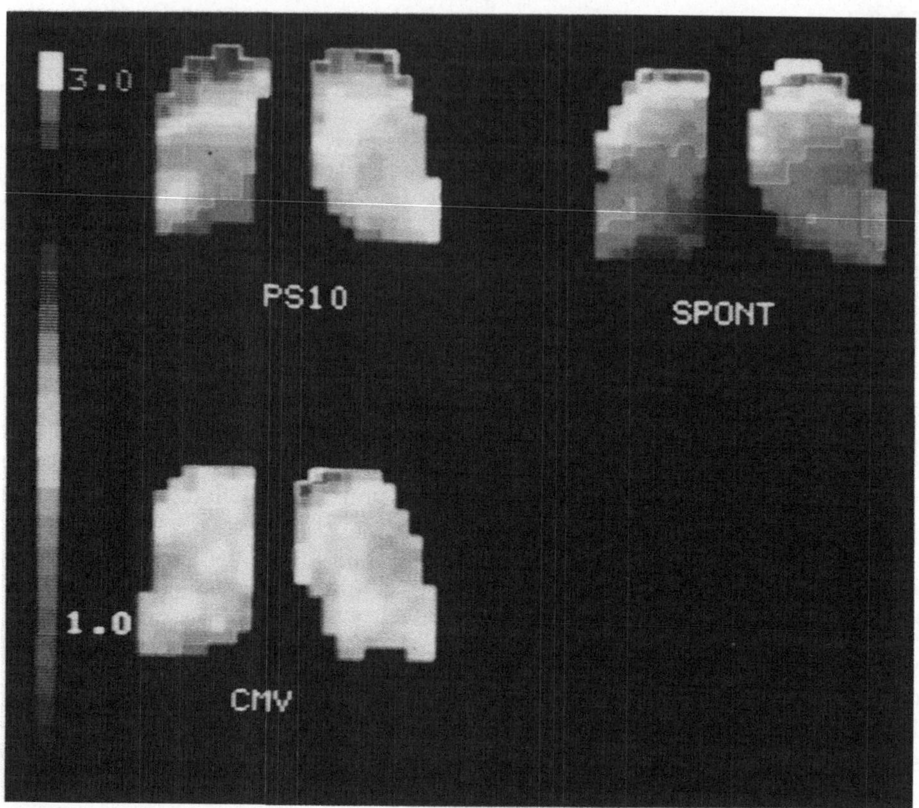

Abb. 3. Regionale Ventilation-Perfusion-Verteilungen eines Patienten der Gruppe II während kontrollierter maschineller Beatmung (*CMV, unten*) und Spontanatmung mit inspiratorischer Druckunterstützung von 10 cm H$_2$O (*PS 10, oben*). Zum Vergleich ist *rechts* die Spontanatmung (*SPONT*) ohne inspiratorische Druckunterstützung dargestellt. Die Farbskala reicht von *weiß* (Bezirke mit hohem $\dot{V}_A/\dot{Q}$ und Totraum) bis *blau* (echter intrapulmonaler Rechts-links-Shunt und shuntähnliche Effekte). *Grün* dargestellte Areale haben einen $\dot{V}_A/\dot{Q}$ von etwa 1. Beachtet werden muß, daß bei diesem wie bei allen untersuchten Patienten mit COPD trotz der Zunahme des kraniokaudalen $\dot{V}_A/\dot{Q}$-Gradienten mit einer vergrößerten Spanne der $\dot{V}_A/\dot{Q}$ während der inspiratorischen Druckunterstützung eine erhebliche Verbesserung der $\dot{V}_A/\dot{Q}$-Verteilungen gegenüber der nicht-assistierten Spontanatmung zu sehen ist

Spontanatmung führten zu einer Erhöhung des Ventilationsanteils relativ überventilierter Lungenregionen aufgrund einer Vergrößerung des kraniokaudalen $\dot{V}_A/\dot{Q}$-Gradienten. Inwieweit dieses Ergebnis auch auf Patienten in der Entwöhnung nach akutem Lungenversagen (ARDS) zutrifft, bleibt künftigen Untersuchungen vorbehalten. Die Beatmungsformen SIMV und PS haben trotz dieses negativen Ergebnisses ihren Platz in der Entwöhnungsphase vom Respirator, da sie im Vergleich zu alleiniger, nicht assistierter Spontanatmung zu einer Verbesserung der Ventilation-Perfusion-Verteilungen in der Lunge führen (Abb. 3).

Literatur

1. Cohen CA, Zagelbaum G, Gross D, Roussos C, Macklem PT (1982) Clinical manifestations of inspiratory muscle fatigue. Am J Med 73:308–316
2. Froese AB, Bryan AC (1974) Effects of anesthesia and paralysis on diaphragmatic mechanics in man. Anesthesiology 41:242–255
3. Harf A, Pratt T, Hughes JMB (1978) Regional distribution of $\dot{V}_A/\dot{Q}$ ratios in man at rest and with exercise measured with krypton-81m. J Appl Physiol 44:115–123
4. Radermacher P, Cinotti L, Falke KJ (1988) Grundlagen der methodischen Erfassung von Ventilations/Perfusionsverteilungsstörungen. Anaesthesist 37:36–42
5. Wagner PD, Saltzman HA, West JB (1974) Measurement of continuous ventilation-perfusion ratios: theory. J Appl Physiol 36:588–599
6. Weisman IM, Rinaldo JE, Rogers RM, Sanders MH (1983) Intermittent mandatory ventilation. Am Rev Respir Dis 127:641–647
7. Wolff G, Brunner JX, Grädel E (1986) Gas exchange during mechanical ventilation and spontaneous breathing. Chest 90:11–17

Beatmung beim akuten Myokardinfarkt

F. V. Kohl, P. von Wichert

Die prognostisch wichtigste Komplikation des akuten Myokardinfarktes ist die Herzinsuffizienz. Das Ausmaß hängt zwar auch von Vorerkrankungen, aber in erster Linie doch von der Infarktgröße selbst ab [3, 4]. Deswegen stehen Behandlungsverfahren zur Reperfusion der Koronarien: Thrombolyse, Angioplastie und Koronarchirurgie im Mittelpunkt des kardiologischen Interesses [13].

Im Vergleich dazu sieht der Intensivmediziner die möglichen Auswirkungen der Herzinsuffizienz auf die Lunge, den Gasaustausch und die übrigen Organe meistens von der Störung der Koronarperfusion losgelöst. Er orientiert sich bei der Respiratortherapie nämlich fast ausschließlich an den pathophysiologischen Gesetzmäßigkeiten der respiratorischen Insuffizienz.

Deswegen geht es bei dem Thema „Beatmung beim akuten Myokardinfarkt" darum,

- Welche Beatmungsform am sinnvollsten ist, wenn ein akuter Myokardinfarkt funktionelle und anatomische Störungen der Lunge verursacht,
- welche Rückwirkungen diese Beatmungsform wiederum auf das Herz und seine Funktionen hat,
- und was besonders zu berücksichtigen ist, wenn das Herz nicht gesund, sondern durch einen akuten Myokardinfarkt geschädigt ist.

Die Antwort auf diese Fragen setzt die Kenntnis der wichtigsten Schritte des pathophysiologischen Ablaufes vom akuten Infarkt bis zur Hypoxie und Indikation zur maschinellen Beatmung voraus [26]:

Stauungsdruck in den Lungenkapillaren, interstitielles und alveoläres Ödem sind die Grundlagen für Störungen der Lungenmechanik, des Ventilation-Perfusion-Verhältnisses und des Gasaustausches.

Im einzelnen führen verminderte Dehnbarkeit und Vitalkapazität der Lungen zu restriktiven und die Kompression und der Verschluß der kleinen Atemwege zu obstruktiven Ventilationsstörungen. Klinisch verursachen diese Auswirkungen auf die Lungenmechanik eine reflektorische Hyperventilation, sie steigern die Atemarbeit, den Sauerstoffbedarf und die Ermüdung der Atemmuskulatur. Dadurch kann der Sauerstoffverbrauch der Atemmuskeln auf Kosten anderer Organe ansteigen [11].

Funktionell beeinträchtigen diese Faktoren die Beziehung zwischen Ventilation und Perfusion, sie begünstigen intrapulmonale arteriovenöse Shunts und vermindern die funktionelle Residualkapazität. Das Resultat ist als arterielle Hypoxämie meßbar. Auch die Affinität des Hämobglobins für Sauerstoff ist im kardiogenen Schock erniedrigt [9], was zur arteriellen Hypoxämie beiträgt.

In der Summe gibt es dann bei Patienten mit akutem Myokardinfarkt tatsächlich eine inverse Relation zwischen arterieller O_2-Spannung und der Höhe des diastolischen pulmonalarteriellen Druckes [26].

Da Hypoxämie die Infarktgröße und die Funktion ischämischer Bezirke mitbeeinflußt und dadurch die Herzinsuffizienz verstärkt, ist sie beim Myokardinfarkt und koronarer Herzkrankheit besonders kritisch. Infolgedessen ist bessere Oxygenation die einzige Möglichkeit, den Circulus vitiosus der pathophysiologischen Dynamik zu unterbrechen.

Indikationen zur maschinellen Beatmung ergeben sich wie immer aus dem klinischen Gesamtbild und bei Hypoxämien, die gegen O_2-Insufflation refraktär sind. Dann ist auch der Quotient aus arteriellem O_2-Partialdruck und inspiratorischer O_2-Konzentration erniedrigt, der die Störungen von Diffusion und Ventilation-Perfusion-Verhältnis quantifiziert. Eine Besserung dieses Parameters durch Beatmung ist beim Myokardinfarkt übrigens auch prognostisch günstig [21]. Der gesamte Organismus ist schließlich dann optimal oxygeniert, wenn die zentralvenöse O_2-Spannung in der Pulmonalarterie zwischen 30 und 40 mmHg[1] liegt [37].

Da Verteilungsstörungen, intrapulmonale Shunts und die verminderte funktionelle Residualkapazität Hauptursachen der Hypoxämie sind, bringen positiv-endexspiratorische Drücke für den Gasaustausch, die Lungenmechanik und die Atemarbeit den größten Nutzen [30, 33, 37]. Diese Vorteile gelten jedoch nur so lange, als die damit verbundene Drucksteigerung im Thorax weder die O_2-Aufnahme in der Lunge, noch den O_2-Transport stört.

Der pulmonale Gasaustausch kann nämlich trotz des Druck- und Volumenanstiegs in den Alveolen wieder abnehmen, wenn PEEP die Durchblutung der belüfteten Areale vermindert. Andererseits wäre eine verbesserte Oxygenation in der Lunge für den Gesamtorganismus nutzlos, wenn PEEP den großen Kreislauf und damit den O_2-Transport benachteiligt [33].

In der Tat sind positive Beatmungsdrücke für die Hämodynamik und kardialen Funktionen nicht unerheblich. Herz- und Schlagvolumenindex (SI) nehmen bei Patienten ohne Herzinsuffizienz, die im Anschluß an eine koronare Bypassoperation mit positiv-endexspiratorischen Drücken von 15 cm H_2O^2 beatmet werden, beispielsweise signifikant ab [39]. Auf solchen Zusammenhängen zwischen PEEP und Linksherzfunktion wurde die Hypothese begründet, daß positiv-endexspiratorische Drücke bei einer Linksherzinsuffizienz kontraindiziert seien.

Andererseits entspricht es aber klinischer Erfahrung, daß gerade Patienten mit schwerer Insuffizienz des linken Herzens eine Beatmung mit PEEP sehr gut tolerieren [20]. Dieser vermeintliche Widerspruch läßt sich nur durch Kenntnis der Mechanismen aufklären, auf welche Weise positiv-endexspiratorische Beatmungsdrücke die kardiale Dynamik im einzelnen beeinflussen [36]:

Dabei haben mechanische Effekte die größte Bedeutung [27, 34]. Sie benutzen gleichzeitig mehrere Zielstrukturen (Abb. 1), von denen die Drosselung des venösen Rückstroms in das rechte Herz am wichtigsten ist. Dadurch sinken dort der Füllungsdruck und nach Frank-Starling das Schlagvolumen. Über die Steigerung

---

[1] 1 mmHg entspricht 133,3 Pa.
[2] 1 cmH$_2$O entspricht 98 Pa.

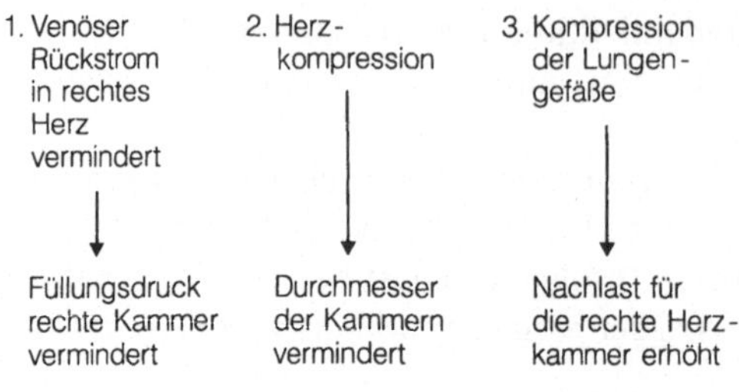

Abb. 1. Direkte Wirkungen von PEEP auf die Hämodynamik

des Intrapleuraldruckes vermindert PEEP außerdem die Durchmesser aller Herzhöhlen [6]. Schließlich komprimieren die positiven Alveolardrücke auch das pulmonale Gefäßbett, so daß der pulmonalvaskuläre Widerstand und die Nachlast für das rechte Herz ansteigen.

Die Beziehungen zwischen Atemwegsdruck, Intrapleuraldruck und pulmonalem Gefäßwiderstand verlaufen jedoch qualitativ unterschiedlich. Während die Drücke in den Atemwegen mit denen im Pleuraraum linear miteinander verknüpft sind, ist die Relation zum pulmonalen Gefäßwiderstand dagegen exponentiell [34]. Deswegen wirkt sich eine Nachlaststeigerung für das rechte Herz erst bei hohen Beatmungsdrücken aus, wenn die Vorlastsenkung bereits klinisch wirksam geworden ist. Bei vorbestehender pulmonaler Hypertonie können Nachlaststeigerung und Vorlastreduktion die Rechtsherzfunktion allerdings gleichzeitig beeinträchtigen.

Die Vorlast-begrenzenden Effekte des Pleuradruckes und die Nachlastbegrenzenden Effekte des pulmonalen Gefäßwiderstandes für das rechte Herz addieren sich in ihrer Auswirkung auf das linke Herz (Abb. 2): Mit der Höhe des Atemwegsdruckes werden enddiastolische Drücke und Volumina im linken Herzen tatsächlich geringer [34]. Diese Vorlastbegrenzung ist die Hauptursache für eine mögliche Dysfunktion des linken Herzens während einer Beatmung mit positiv-endexspiratorischen Drücken.

Für den engen Zusammenhang zwischen Vorlast und Herzfunktion spricht auch, daß Volumengabe diese Beziehung nicht grundsätzlich ändert. Wenn Schlag- und Herzzeitvolumen infolge der endexspiratorischen Drücke abnehmen, kann Volumen diese hämodynamischen Größen sogar wieder normalisieren [34, 39]. Andererseits verursachen positiv-endexspiratorische Drücke bei Hypovolämie vermehrt kardiovaskuläre Nebenwirkungen. Die enge Verknüpfung zwischen Volumen und Funktion des linken Herzens bei einer Beatmung mit PEEP hat also erhebliche praktische klinische Relevanz.

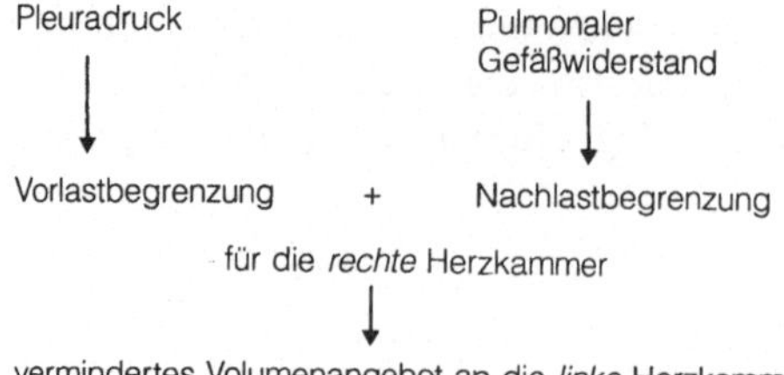

Abb. 2. Wichtigster indirekter Effekt von PEEP auf die linke Herzkammer

Im Gegensatz zur Bedeutung der Vorlast für die Funktion des linken Herzens bei positiv-endexspiratorischen Beatmungsdrücken sind alle anderen Mechanismen nachrangig. Verschiebungen des Kammerseptums, vom rechten in den linken Ventrikel hinein, sind in ihrer Bedeutung umstritten [5, 31, 39, 42]. Auch andere Änderungen der Geometrie und Compliance der Ventrikel erklären die Funktionseinschränkung des linken Herzens nicht ausreichend. PEEP verändert auch die Kontraktilität des Herzens nicht [8, 18, 40]. Dafür spricht, daß die Beziehung zwischen endsystolischem Durchmesser und systolischen Drücken des linken Herzens bei unterschiedlichen PEEP-Höhen linear verläuft [40].

Auch früher vermutete myokardiale Hemmfaktoren sind nicht identifiziert, noch zur Erklärung der Auswirkungen positiver Beatmungsdrücke auf das Herz notwendig. Neurale und humorale Faktoren sind vielmehr in anderer Weise wirksam: Dehnung des Lungengewebes und vagale Reflexe unterdrücken einen kompensatorischen Anstieg der Herzfrequenz, wenn das Schlagvolumen abnimmt [7, 14, 35]. Außerdem hemmt die intrathorakale Drucksteigerung über eine Minderung des transmuralen und Steigerung des Vorhofinnendruckes die Freisetzung von atrialem natriurischem Faktor (ANF) [17, 19]. Deswegen stehen ANF-Konzentration im Plasma, Natrium- und Urinausscheidung auch zeitlich in engem Zusammenhang mit PEEP und rechtem Vorhofdruck.

Beim akuten Myokardinfarkt ist besonders wichtig, daß positiv-endexspiratorische Drücke die Durchblutung des Myokards beeinträchtigen [14, 16, 41]. Der myokardiale Blutfluß nimmt sowohl bei gesunden Herzen, als auch bei geschädigtem linken Ventrikel mit der Höhe des PEEP ab [14].

Entsprechend der Adaptation des myokardialen Blutflusses an den metabolischen bzw. O_2-Bedarf des Herzens wird auch der Sauerstoffverbrauch des Myokards mit steigendem PEEP geringer. Da positiv-endexspiratorischer Druck nicht die O_2-Extraktion des Myokards steigert [15, 16, 39] und keinen ischämischen Myokardstoffwechsel verursacht [14], ist der verminderte myokardiale Blutfluß wahrscheinlich durch einen reduzierten O_2-Bedarf des Herzens verursacht [14, 15]. Dafür spricht auch, daß diese endexspiratorischen Drücke die Frequenz und Kontraktilität des Herzens nicht verändern.

Der reduzierte myokardiale Blutfluß ist also eine Folge eines verminderten O_2-Bedarfes, der mit PEEP, Vorlastsenkung und geringerer Wandspannung des linken Ventrikels abnimmt [14].

Diese Zusammenhänge zwischen intrathorakalem Blutvolumen, transpulmonalem Blutfluß, Vorlast und enddiastolischem Volumen des insuffizienten linken Herzens erklären auch, warum PEEP besonders bei gestörter Funktion des linken Herzens günstig wirkt [14, 30]. Diese hämodynamischen Vorteile gelten auch bei der Linksherzinsuffizienz infolge eines akuten Myokardinfarktes [34].

Den Vorteilen einer Beatmung mit positiv-endexspiratorischen Drücken für die Sauerstoffaufnahme und Atemarbeit stehen also keine signifikanten hämodynamischen Nebenwirkungen gegenüber [24, 30]. Die Funktionssteigerung des insuffizienten linken Herzens [12] ist im Gegenteil für den O_2-Transport günstig [7]. Im Vergleich unterschiedlicher Beatmungsformen beim akuten Myokardinfarkt hat eine niedrige IMV-Rate mit einer Frequenz von 4/min und einem PEEP von 10 cm H_2O am besten abgeschnitten [23, 29, 38]. Auch nasaler kontinuierlich positiver Atemwegsdruck ohne endotracheale Intubation bringt die hämodynamischen

Vorteile positiver Atemwegsdrücke [28]. Eine kontrollierte Beatmung ist also nicht unbedingt erforderlich.

Trotzdem sind bei der Beatmung eines Patienten mit akutem Myokardinfarkt auch Risiken zu berücksichtigen: Während der Rückkehr zur Spontanatmung und der Beseitigung des PEEP können Schlag- und Herzzeitvolumina akut ansteigen [42]. Außerdem droht Patienten mit koronarer Herzkrankheit während der Entwöhnungsphase das Risiko myokardialer Ischämien [25, 43]. Und schließlich gelten die hämodynamischen Vorteile positiver Beatmungsdrücke nicht bei Infarkten im Bereich der rechten Kranzarterie, die mit einer Rechtsherzinsuffizienz einhergehen. Diese Patienten sind durch Hypotension bzw. Schock bei niedrigem pulmonalarteriellem Verschlußdruck und klinisch durch fehlende linksventrikuläre Stauungszeichen charakterisiert. In diesen Fällen ist PEEP sogar gefährlich [1, 2, 10, 22, 32], weil die Reserven des rechten Herzens dann nicht ausreichen, die PEEP-bedingte Vorlastsenkung und Nachlaststeigerung zu kompensieren.

Schlußfolgerung

Die Beatmung beim akuten Myokardinfarkt ist durchaus nicht einfach nur die mechanische Unterstützung einer ungenügenden Organfunktion. Sie erfordert vielmehr eine differenzierte Betrachtung von möglichen interindividuell sogar unterschiedlichen Pathophysiologien. Behandlungsziel sind die im Einzelfall günstigsten Bedingungen für die O_2-Aufnahme in der Lunge ebenso wie für den O_2-Transport und damit die Funktion des linken Herzens und den Kreislauf.

Literatur

1. Biondi JW, Schulman DS, Soufer R, Matthay RA, Hines RL, Kay HR, Barash PG (1988) The effect of incremental positive end-expiratory pressure on right ventricular hemodynamics and ejection fraction. Anesth Analg 67:144–151
2. Boldt J, Kling D, Bormann B von, Scheld H, Hempelmann G (1988) Influence of PEEP ventilation immediately after cardiopulmonary bypass on right ventricular function. Chest 94:566–571
3. Braunwald E (1985) The aggressive treatment of acute myocardial infarction. Circulation 71:1087–1092
4. Braunwald E (1989) Myocardial reperfusion, limitation of infarct size, reduction of left ventricular dysfunction, and improved survival. Should the paradigm be expanded? Circulation 79:441–444
5. Cassidy SS, Ramanathan M (1984) Dimensional analysis of the left ventricle during PEEP: relative septal and lateral wall displacements. Am J Physiol 246:H 792–805
6. Cassidy SS, Schwiep F (1987) Interactions between the lungs and the right and left ventricles during controlled ventilation. In: Vincent JL, Suter PM (eds) Update in intensive care and emergency medicine, vol 2. Cardiopulmonary interactions in acute respiratory failure. Springer, Berlin Heidelberg New York Tokyo, pp 12–24
7. Chin WDN, Cheung HW, Driedger AA, Cunningham DG, Sibbald WJ (1985) Assisted ventilation in patients with preexisting cardiopulmonary disease. The effect on systemic oxygen consumption, oxygen transport, and tissue perfusion variables. Chest 88:503–511

8. Crottogini AJ, Willshaw P, Barra JG, Breitbart GJ, Pichel RH (1988) End-systolic pressure-volume relationships in dogs during ventilation with PEEP. Am J Physiol 254:H 664–670

9. DaLuz PL, Caranilles JM, Michaels S, Weill MH, Shubin H (1975) Oxygen delivery, anoxic metabolism and hemoglobin-oxygen affinity (P_{50}) in patients with acute myocardial infarction and shock. Am J Cardiol 36:148–154

10. Edwards D, Whittacker S, Prior A (1986) Cardiogenic shock without a critically raised left ventricular enddiastolic pressure: management and outcome in eighteen patients. Br Heart J 55:549–553

11. Field S, Kelly SM, Macklem PT (1982) The oxygen cost of breathing in patients with cardiorespiratory disease. Am Rev Respir Dis 126:9–13

12. Grace MP, Greenbaum DM (1982) Cardiac performance in response to PEEP in patients with cardiac dysfunction. Crit Care Med 10:358–360

13. Gunnar RM (1988) Cardiogenic shock complicating acute myocardial infarction. Circulation 78:1508–1510

14. Hevrøy O, Reikeras O, Grundnes O, Mjos OD (1988) Cardiovascular effects of positive end-expiratory pressure during acute left ventricular failure in dogs. Clin Physiol 8:287–301

15. Hevrøy O, Grundnes O, Bjertnaes L, Mjos OD (1989) Myocardial blood flow and oxygen consumption during positive end-expiratory pressure ventilation at different levels of cardiac ionotropy and frequency. Crit Care Med 17:48–52

16. Jacobs HK, Venus B (1983) Left ventricular regional myocardial blood flows during controlled positive pressure ventilation and positive end-expiratory pressure in dogs. Crit Care Med 11:872–875

17. Kharasch ED, Yeo KT, Kenny MA, Buffington CW (1988) Atrial natriuretic factor may mediate the renal effects of PEEP ventilation. Anesthesiology 69:862–869

18. Koolen JJ, Visser CA, Wever E, Wezel H van, Meyne NG, Dunning AJ (1987) Transesophageal two-dimensional echocardiographic evaluation of biventricular dimension and function during positive end-expiratory pressure ventilation after coronary artery bypass grafting. Am J Cardiol 59:1047–1051

19. Leithner C, Frass M, Pacher R, Hartter E, Pesl H, Woloszczuk W (1987) Mechanical ventilation with positive end-expiratory pressure decreases release of alpha-arterial natriuretic peptide. Crit Care Med 15:484–488

20. Mathru M, Venus B, Smith RA (1985) All positive airway pressures are not created equal! Chest 87:137–138

21. Matsubara I, Kemmotse O, Tedo I, Gando S, Tsujinaga H (1988) Can blood gas analysis indicate when mechanical ventilation should start in patients with acute myocardial infarction? Adv Exp Med Biol 222:547–553

22. Metzler H (1985) Hämodynamik des geschädigten rechten Herzens unter kontinuierlich positiver Druckbeatmung. Eine experimentelle Untersuchung am offenen Thorax. Anaesthesist 34:72–78

23. Nikki P, Rasanen J, Tahvanainen J, Mekelainen A (1982) Ventilatory pattern in respiratory failure arising from acute myocardial infarction. I. Respiratory and hemodynamic effects of IMV 4 vs IPPV 12 and PEEP 0 vs PEEP 10. Crit Care Med 10/2:75–78

24. Nishimura N, Obayashi K, Takano T, Seino Y (1980) Haemodynamic effects of positive end-expiratory pressure in severe heart failure due to acute myocardial infarction. Crit Care Med 8:229

25. Nixon JV (1982) Right ventricular myocardial infarction. Arch Intern Med 142:945–947

26. Pasternak RC, Braunwald E, Sobel BE (1988) Pathophysiology of acute myocardial infarction. In: Braunwald E (ed) Heart disease. Textbook of cardiovascular medicine. 3rd edn. Saunders, Philadelphia London Toronto, p 1230–1234

27. Potkin RT, Hudson LD, Weaver LJ, Trobaugh G (1987) Effect of positive end-expiratory pressure on right and left ventricular function in patients with the adult respiratory distress syndrome. Am Rev Respir Dis 135:307–311
28. Rasanen J, Nikki P (1982) Respiratory failure arising from acute myocardial infarction. Ann Chir Gynaecol [Suppl] 196:43–47
29. Rasanen J, Nikki P, Heikkila J (1984) Acute myocardial infarction complicated by respiratory failure. The effects of mechanical ventilation. Chest 85:21–28
30. Rasanen J, Vaisanen IT, Heikkila J, Nikki P (1985) Acute myocardial infarction complicated by left ventricular dysfunction and respiratory failure. The effects of continuous positive airway pressure. Chest 87:158–162
31. Santamore WP, Bove AA, Heckman JL (1984) Right and left ventricular pressure-volume response to positive end-expiratory pressure. Am J Physiol 245:H 114–119
32. Schulman DS, Biondi JW, Matthay RA, Barash PG, Zaret BL, Soufer R (1988) Effect of positive end-expiratory pressure on right ventricular performance. Importance of baseline right ventricular-function. Am J Med 84:57–67
33. Schuster HP, Schuster CJ, Bork R, Schölmerich P (1979) Auswirkungen der frühzeitigen kontinuierlichen Überdruckbeatmung auf Herz-Kreislauf-Funktion und Sauerstofftransport. Med Welt 30:15–19
34. Smith PK, Tyson GS jr, Hammon JW jr et al. (1982) Cardiovascular effects of ventilation with positive expiratory airway pressure. Ann Surg 195:121–130
35. Sinnett HO (1981) Altered cardiovascular reflex responses during positive pressure breathing. Fed Proc 40:2182–2187
36. Suter PM (1987) Cardiac effects of PEEP therapy. In: Vincent JL, Suter PM (eds) Update in intensive care and emergency medicine, vol 2. Cardiopulmonary interactions in acute respiratory failure. Springer, Berlin Heidelberg New York Tokyo, p 156–164
37. Suter PM, Fairlay HB, Isenberg MD (1975) Optimum end-expiratory airway pressure in patients with acute pulmonary failure. N Engl J Med 292:284–289
38. Takano T, Endo T, Tanaka T, Seino Y, Nitta T, Matsuyama Y, Koh M, Hayakawa H (1986) Effects of positive end-expiratory pressure ventilation and extracorporeal ultrafiltration method in patients with refractory heart failure. Jpn Circ J 50:359–367
39. Tittley JG, Stephen EF, Weisel RD et al. (1985) Hemodynamic and myocardial metabolic consequences of PEEP. Chest 88:496–502
40. Van Trigt P, Spray TL, Pasque MK, Peyton RB, Pellom GL, Christian CM, Fagraeus L, Wechsler AS (1982) The effect of PEEP on left ventricular diastolic dimensions and systolic performance following myocardial revascularization. Ann Thorac Surg 33:585–592
41. Venus B, Jacobs HK (1984) Alterations in regional myocardial blood flows during different levels of positive end-expiratory pressure. Crit Care Med 12:96–101
42. Viquerat CE, Righetti A, Suter PM (1983) Biventricular volumes and function in patients with adult respiratory distress syndrome ventilated with PEEP. Chest 83:509–514
43. Willerson JT, Hills LD, Buja LM (1982) Ischemic heart disease. Raven, New York, p 374

Beatmung bei chronisch-obstruktiver Ventilationsstörung

L. S. Weilemann

Einleitung

Um die respiratorischen und hämodynamischen Auswirkungen verschiedener Atemhilfen und Beatmungsformen bei chronisch-obstruktivem Syndrom differenziert beurteilen zu können, erscheint es zweckmäßig, Pathophysiologie und Pathomechanismen obstruktiver Lungenerkrankungen zu rekapitulieren.

Nachfolgend seien daher Grundlagen und Symptomatologie so weit skizziert, wie sie für eine sinnvolle therapeutische Konsequenz unerläßlich sind.

Obgleich die Angaben hinsichtlich der Komplikationsrate und Mortalität durch oder unter Respirationstherapie beim chronisch-obstruktiven Syndrom prozentual schwanken (5–38%), bestreitet keiner der Autoren den Zwang zur Legitimation jeglicher Form von Beatmung [8, 13, 20, 21], da das Risiko im Verhältnis zum Nutzen relativ hoch ist.

Die Erfahrungen im Umgang mit Patienten des eigenen internistischen Intensivbereichs und die Ergebnisberichte der Literatur seien daher im Anschluß an die pathophysiologischen Vorbemerkungen einer kritischen Evaluierung unterzogen. Dabei muß bereits antizipatorisch festgehalten werden, daß Indikation und Beatmungsform beim chronisch-obstruktiven Syndrom im Rahmen von Orientierungsrastern Individualentscheidungen sind.

Pathophysiologie und Symptomatologie

Definition des chronisch-obstruktiven Syndroms

Chronisch unspezifische Lungenerkrankungen wie Asthma, Bronchitis und Emphysem, führen zu einer verminderten Leitfähigkeit der Atemwege. Bei dem sich daraus entwickelnden chronisch-obstruktiven Syndrom handelt es sich um eine generalisierte Erkrankung, die durch eine Entzündung exazerbieren kann oder durch restriktive Ventilationsstörungen kompliziert werden kann.

Die Schwere der Funktionsstörung hängt darüber hinaus nicht nur vom Ausmaß der Obstruktion ab, sondern auch von der Lage und dem Mechanismus, durch den die Einengung verursacht wird. Es sind also verschiedene Mechanismen am Ausmaß der Lungenfunktionsstörung beteiligt, die unterschiedlich stark in den Vordergrund treten können und die auch unterschiedliche Therapieeinsätze erforderlich machen.

Hierbei handelt es sich um

- Bronchospasmus,
- Hypersekretion,
- Dyskinesien,
- Schleimhautödem.

Inwieweit diese Mechanismen beeinflußbar, voll- oder teilreversibel sind, hängt von der Dauer der Grunderkrankung ab und von der Ursache, die zur Exazerbation geführt hat.

Grundsätzlich lassen sich 2 Patientengruppen bzw. 2 Formen der Lungenschädigung unterscheiden, die prognostisch und demgemäß auch im Hinblick auf die Indikation zur Intensivtherapie different zu beurteilen sind:

Obstruktive Ventilationsstörung mit Dominanz der Verengung der Atemwege und normale Totalkapazität der Lunge

Diese Veränderungen lassen sich wie folgt skizzieren: Die Totalkapazität der Lunge ist normal, die Teilvolumina sind pathologisch verändert, d. h. die Vitalkapazität ist verkleinert. Das Residualvolumen ist ebenso vergrößert, wie die funktionelle Residualkapazität. Der Atemgrenzwert ist stark erniedrigt, was für den alveolären Gasaustausch ungünstig ist.

Obstruktive Ventilationsstörung mit Dominanz abnormer Lungenkapazität

Im Gegensatz zu Vorgenanntem ist bei abnorm großer Lungentotalkapazität, wie wir sie beim Emphysem vorfinden, vorwiegend die elastische Retraktionskraft des Lungengewebes reduziert. Dadurch ist die vollständige Exspiration durch vorzeitigen Verschluß der Atemwege begrenzt, das Residualvolumen ist abnorm groß, die Atemlage zur inspiratorischen Seite hin verschoben. Insbesondere diese Form der Lungenerkrankung zwingt zum strengen Ausschöpfen aller konservativen Möglichkeiten und stellt nur in Ausnahmefällen eine Indikation zur Beatmung dar.

Beide Formen obstruktiver Ventilationsstörungen kommen selbstverständlich auch gemischt vor, und wenn das Emphysem als Komplikation einer vorher bestehenden Lungenerkrankung auftritt, kann es von der Grundkrankheit nur schwer getrennt werden. Wichtig ist jedoch die Tatsache und auch von therapeutischer Konsequenz, daß das Lungenemphysem irreversibel ist und Bronchodilatatoren die Funktion nur gering verbessern können.

Nachfolgende Tabelle 1 faßt die Veränderungen und ihre Auswirkung auf verschiedene Größen der Ventilation in Abhängigkeit von Erweiterung und Verengung der Atemwege nochmals zusammen. Zunächst kommt es zu einer forcierten Exspiration, die sich in einem verminderten Atemgrenzwert äußert. Bei Zunahme der Funktionsstörung zeigt sich auch eine Störung bei den statischen Lungenvolumina. Bei schwerer obstruktiver Ventilationsstörung sind sowohl funktionelle Residualkapazität wie auch Residualvolumen stark vergrößert. Kommt zur Atemwegsobstruktion komplizierend ein Lungenemphysem hinzu, verstärken sich die initialen Veränderungen.

Tabelle 1. Atemwegsobstruktionen

	Normal	Weit		Eng	Plus Emphysem
TLC	0	0	0	0	↑
VC	0	0	0	↓	↓
FRC	0	0	0	↑	↑↑
FRCh	0	0	↑	↑↑	↑↑↑
MMV_{30}	0	↓	↓↓	↓↓↓	↓↓↓

0 normal; *TLC* totale Lungenkapazität; ↑ vergrößert; ↓ verkleinert; *VC* Vitalkapazität; *RV* Residualvolumen; *FRC* funktionelle Residualkapazität; MMV_{30} Atemgrenzwert (bei einer Frequenz von 30 min^{-1}); *FRCh* FRC während MMV_{30}

Atemregulation

Was im Hinblick auf eine therapeutische Intervention, insbesondere auch im Hinblick auf eine Beatmung ebenfalls beachtet werden muß, ist die Tatsache gestörter Atemregulation bei chronisch obstruktiver Lungenerkrankung.

Mechanorezeptoren und Chemorezeptoren geben über Atemapparat und Gastransport Impulse zum Atemzentrum und somit schließt sich der Regulationskreis.

Während bei einer mittelgradigen obstruktiven Ventilationsstörung durch Stimulation des Atemzentrums die Ventilation ansteigt und sich der CO_2-Partialdruck dadurch normalisiert, kommt es bei einer schweren obstruktiven Lungenerkrankung zu Störungen des Gastransportes, die durch eine erhöhte zentrale respiratorische Aktivität nicht mehr korrigiert werden können. Der Bedarf ist größer als die Transportkapazität der Lunge bei normalen Gasdrücken. Ein ausreichender Gastransport wird nur bei erhöhtem O_2- und CO_2-Gradienten erreicht. Dieses Stadium bezeichnet man als globale respiratorische Insuffizienz, während man bei den mittelgradigen Atemwegsobstruktionen mit normaler CO_2-Empfindlichkeit von einer respiratorischen Partialinsuffizienz spricht.

Die kurz skizzierten pathophysiologischen Gegebenheiten des chronisch-obstruktiven Syndroms lassen deutlich werden, daß bestehende und irreversible Veränderungen sowie dadurch bedingte Regulationsmechanismen insbesondere bei der maschinellen Ventilation sorgfältige Beachtung finden müssen und daß der Benefit einer Beatmung sehr oft in Frage gestellt werden muß.

Indikation zur Beatmung

Das intensivtherapeutische Ziel einer Reapiratortherapie beim chronisch-obstruktiven Syndrom besteht in der Überbrückung von Episoden der Dekompensation, wie sie beispielhaft und klassischerweise die akute Infektexazerbation darstellt.

Eine Indikation zur Beatmung ergibt sich erst *nach* Ausschöpfen aller konservativen Möglichkeiten. Diese bestehen in einer kombinierten antiobstruktiven Therapie einschließlich der Gabe von Sauerstoff. Die konservativen Möglichkeiten seien in diesem Zusammenhang nur kurz zusammengefaßt:

1) Gabe von Broncholytika systemisch und/oder als Aerosol. Theophylline wirken darüber hinaus durch einen positiv-inotropen Effekt auf die Zwerchfellmuskulatur;
2) Sekretolytika i.v.;
3) physikalische Therapie;
4) Sauerstoffinsufflation;
5) Kortikosteroide;
6) Antibiotika.

Was die Indikation zur maschinellen Beatmung angeht, so können Indikationskriterien, wie sie zur Beatmung bei Patienten mit nicht obstruktiver respiratorischer Insuffizienz als allgemein akzeptiert gelten, nicht ohne weiteres übertragen werden. Beim chronisch-obstruktiven Syndrom stehen ganz die klinischen Kriterien im Vordergrund. Meßdaten der Lungenmechanik und der Blutgasanalyse haben nur eine relative Bedeutung. Entscheidend ist der klinische Aspekt und die Atemarbeit auf dem Boden der Grunderkrankung.

Der Benefit konsequenten Ausschöpfens konservativer Therapiemöglichkeiten bei der Behandlung des dekompensierten chronisch-obstruktiven Syndroms kommt in mehreren Studien zum Ausdruck und entspricht auch der Erfahrung beim eigenen Krankengut. Beispielhaft sei die Studie aus dem Department for Pulmonary Diseases der Universitätskliniken Nijmeegen, Niederlande, zitiert, bei der in einer randomisierten Cross-over-Studie der Effekt einer Maskenbeatmung im Vergleich zu einer bestimmten Atemtechnik kombiniert mit Medikamenten untersucht wurde. Die Studie zeigt deutlich, daß die Ergebnisse *ohne* Maske, d. h. ohne maschinelle Hilfe sowohl subjektiv wie objektiv wesentlich besser waren [19].

Es ergibt sich nun die Frage nach den Möglichkeiten der Beatmungsformen bei entsprechender Indikation. Grundsätzlich gilt hierzu, daß kein starres Schema möglich ist und eine individuelle Anpassung an den Patienten erfolgen muß. Hier liegen auch die Schwierigkeiten bzw. hierdurch ergeben sich die Probleme, allgemein gültige Richtlinien für die Beatmung bei chronisch-obstruktivem Syndrom zu geben. Zwar haben die modernen Möglichkeiten der Beatmungstechnik, die eine Eigenatmung weitgehend zulassen, große Fortschritte gebracht, trotzdem zeigt sich bei Literaturdurchsicht, daß die Beatmung bei chronisch-obstruktivem Syndrom noch sehr kontrovers diskutiert wird.

Formen der Beatmung

Aufgrund der Eigenerfahrung und der Übersicht in der Literatur seien nachfolgend Vor- und Nachteile der Beatmungsmöglichkeiten bei chronisch-obstruktivem Syndrom skizziert und kritisch beleuchtet.

Die möglichen Beatmungsformen und Atemhilfen sind:

1) kontrollierte Beatmung,
2) Beatmung mit positiv-endexspiratorischem Druck (PEEP),

3) „intermittent positive pressure breathing" (IPPB),
4) Atmung mit „continuous positive airway pressure" (CPAP),
5) synchronisierte intermittierende maschinelle Beatmung (SIMV), mit oder ohne
   assistierende Druckunterstützung (ASB).

Kontrollierte Beatmung

Bei schweren Fällen der Dekompensation, wie es klassischerweise bei der Pneumonie
der Fall ist, kommt ein Volumen/Zeit-gesteuerter Respirator, d. h. eine maschineno-
rientierte Beatmung zum Einsatz.

Eine klare Richtlinie für das AZV bei schwerer Obstruktion gibt es im Prinzip
nicht. Die meisten Autoren – wie Darioli [4], Connors [3], Petty [12] und Bone [2] –
haben AZV empfohlen, die in einer Größenordnung zwischen 8 und 12 ml/kg KG
liegen. Andere Autoren empfehlen jedoch auch noch größere AZV mit sehr
langsamer Frequenz wie beispielsweise Misurara [8].

In einer 1987 in der Zeitschrift American Review of Respiratory Disease
erschienenen Arbeit von Tuxen u. Lane [18] wird der Effekt der kontrollierten
mechanischen Ventilation auf Patienten mit schwerem dekompensierten chronisch-
obstruktivem Syndromen untersucht. Die Autoren widmeten sich insbesondere dem
Problem der Hyperinflation, welches sich aus den kurz skizzierten pathophysiologischen Veränderungen ergibt.

Aus der Arbeit von Tuxen u. Lane [18], die sich um das beste Zugvolumen im
Zusammenhang mit einem optimalen Flow bemüht, seien einige Daten und
Empfehlungen dargestellt.

Die ausführliche und vom Untersuchungsaufbau sehr sorgfältige Studie, die sich
auch mit anderen Arbeiten intensiv auseinandersetzt, kommt zu einer Reihe von
Ergebnissen und Empfehlungen, die durchaus von den traditionellen Vorstellungen
abweichen. Dies verdeutlicht Abb. 1, modifiziert nach Tuxen u. Lane [18]. Hier zeigt
eine Reduktion des inspiratorischen Flows ($\dot{V}_I$) bei konstantem Level der Normo-
kapnieventilation zwar eine Abnahme des inspiratorischen Atemwegsspitzendrucks
(V_{EI}), jedoch eine Zunahme des endexspiratorischen Volumens (p_{PK}), also des
Volumens, das über die funktionelle Residualkapazität (FRC) hinausgeht, und was
in der vorliegenden Studie gemessen wurde, als Differenz von endexspiratorischem
Volumen (V_{EE}) und Tidalvolumen (V_T).

Die Effekte eines ansteigenden Atemvolumens (V_T) mit einer Atemfrequenz, die
sich an der Konstanthaltung des Normokapnielevels orientiert, bringt Abb. 2,
ebenfalls modifiziert nach Tuxen u. Lane [18], zum Ausdruck. Es zeigt sich hier klar
die Verminderung des endinspiratorischen Lungenvolumens (V_{EI}), also des Lungenvolumens, was über die funktionelle Residualkapazität hinausgeht. Der Atemweg-
spitzendruck (p_{PK}) zeigt nur einen geringen Anstieg, was jedoch zugunsten der
Reduktion der Hyperinflation in Kauf genommen werden kann. Beide Abbildungen
zeigen auch die Auswirkungen der Ventilationsänderungen auf Blutdruck (systemi-
scher RR, diastolischer RR) sowie zentralen Venendruck (CVP) und Ösophagus-
druck (p_{esoph}).

Zusammenfassend unterstützt die Studie die Empfehlung für einen erhöhten
inspiratorischen Flow mit niedrigem Level der Minutenventilation. Das heißt, bei

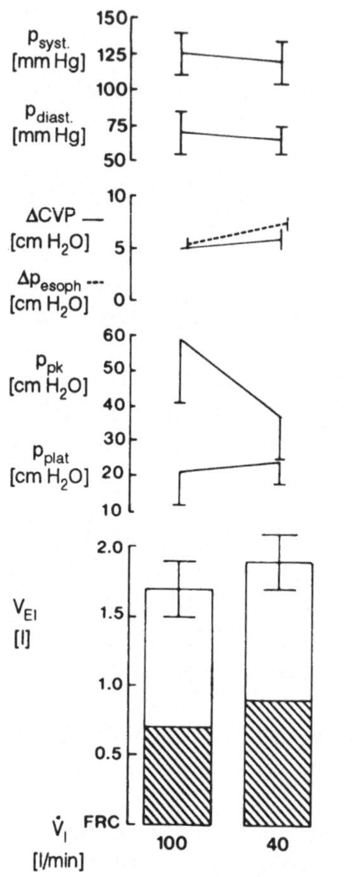

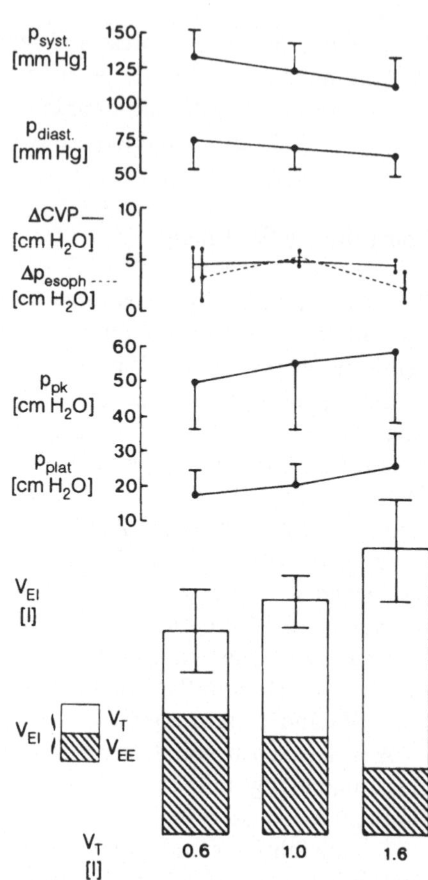

Abb. 1. Reduktion des inspiratorischen Flows. (Erläuterungen s. Text)

Abb. 2. Ansteigende Atemvolumina. (Erläuterungen s. Text)

der Beatmung von Patienten mit chronisch-obstruktivem Syndrom sollte man sich nicht nur auf die Minimierung des Atemwegsdruckes alleine kaprizieren, sondern vielmehr auch der Gefahr der Hyperinflation Rechnung tragen.

Fazit: Bei kontrollierter Beatmung ist der inspiratorische Flow eher hoch, Minutenventilation eher gering zu halten; zwingende Indikationsstellung zur Beatmung.

Beatmung mit positiv endexspiratorischem Druck (PEEP)

Insbesondere dann, wenn sich die Beatmungssituation aus einer pulmonal-entzündlichen Komplikation heraus ergibt, stellt sich die Frage nach der Anwendung einer Beatmung mit positiv-endexspiratorischem Druck (PEEP). Der überwiegende Anteil der hierzu vorliegenden Studien befürwortet durchaus die Anwendung von PEEP auch bei Beatmung von Patienten mit chronisch-obstruktivem Syndrom und sieht im Einsatz einen Benefit. Allerdings werden übereinstimmend niedrige PEEP-Stufen empfohlen. Zu diesem Ergebnis kommen Bernasconi et al. [1] in ihrer 1988 publizierten Studie bei Patienten der Universitätskliniken Montreal. Bei einer ebenfalls groß angelegten Studie von Shim et al. [14] aus dem Albert-Einstein-Kolleg in New York werden die gleichen Empfehlungen ausgesprochen.

Beatmungsinhalation mit intermittierendem Druck (IPPB)

Eine Zwischenstellung zwischen Spontanatmung und Beatmung nimmt die Beatmungsinhalation mit intermittierendem Überdruck über Mundstück (IPPB) ein, die jedoch nur bei kooperativen Patienten durchführbar ist.

Hierzu gibt es 2 Studien, einmal aus dem Nebrasca Medical Center in den USA von Gonzales u. Burke [6], 1984 publiziert, und zum anderen aus der Universität in Washington von Eggertsen [5], 1983 publiziert. Diese Studien kommen zu der Auffassung, daß die IPPB-Anwendung im Vergleich zu konservativen Inhalationen kaum Vorteile bringt, und diese Form der Atemhilfe sollte nur Patienten vorbehalten bleiben, die aufgrund ihrer Muskelschwäche zur Mitarbeit gar nicht mehr in der Lage sind.

Fazit: IPPB bringt kaum Vorteile beim chronisch-obstruktiven Syndrom.

Atmung mit „continuous positive airway pressure" (CPAP)

Die größte Bedeutung bei der Beatmung oder besser ausgedrückt der maschinellen Atemunterstützung bei Patienten mit chronisch-obstruktivem Syndrom haben sicher die patientenorientierten Beatmungsformen, bei denen Atemzeiten und Atemgasforderung vom Patienten selbst bestimmt werden können.

Hier kommt insbesondere der Atmung mit kontinuierlich-positivem Druck in den Atemwegen (CPAP) große Bedeutung zu. Sowohl die eigene Erfahrung als auch vorliegenden Studien wie z. B. von O'Donnell [9, 10] und Shivaram [15] bestätigen den Benefit einer solchen Atemhilfe. Daß hierbei die pathophysiologischen Grundgegebenheiten bei Patienten mit chronisch-obstruktivem Syndrom eine große Rolle spielen, zeigen besonders deutlich die Untersuchungen von O'Donnell. Hier wurden kranke und gesunde Patienten miteinander verglichen. Die Ergebnisse zeigen eindrucksvoll, daß nur Patienten mit chronisch-obstruktivem Syndrom sowohl subjektiv als auch objektiv von CPAP profitieren. Lungengesunde Probanden verschlechtern sich unter dieser Atemhilfe.

Fazit: CPAP bringt Vorteile bei der Atemunterstützung.

Beatmungsmischformen

Was die Beatmungsmischformen, d. h. Beatmung mit z. T. maschinenorientierter, z. T. patientenorientierter Unterstützung angeht, so scheint die reine SIMV-Beatmung, also die synchronisierte, intermittierende maschinelle Beatmung, bei

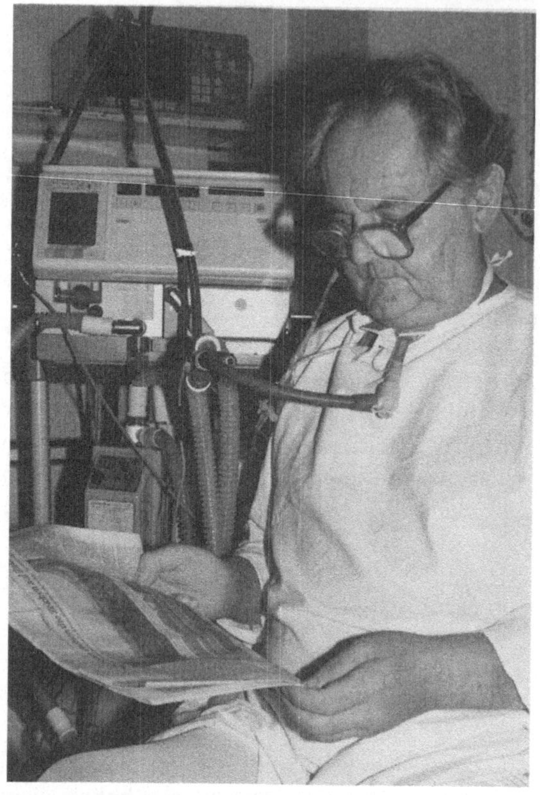

Abb. 3. Chronisch-obstruktives Syndrom unter Atemhilfe mit SIMV und ASB

endexspiratorischem Druck gleich Null, nicht ohne Probleme zu sein. Kanak et al. [7] konnten 1985 eine Erhöhung des O_2-Verbrauches bei reiner SIMV-Beatmung nachweisen. Diese Untersuchungen decken sich mit den Erfahrungen am eigenen Patientengut.

Sowohl subjektiv als auch objektiv profitiert der chronisch-obstruktive Patient offensichtlich von einer zusätzlichen Druckunterstützung, d. h. einer Atemhilfe um die Spontanventilation effektiver zu gestalten, wie es bei Geräten mit ASB möglich ist. Die meisten Patienten der eigenen Intensivtherapiestation werden auf diese Weise behandelt, so auch der in Abb. 3–4 beispielhaft dargestellte Patient.

Es handelt sich hier um einen 62jährigen Patienten mit einem bekannten chronisch-obstruktiven Syndrom, der im Rahmen einer massiven beidseitigen Pneumonie akut dekompensierte und zunächst der kontrollierten Beatmung mit positiv-endexspiratorischem Druck bedurfte. Über eine sehr langsam sich gestaltende Entwöhnungsphase mit SIMV und ASB gelang die zunehmende Spontanisierung, bis bei kompletter Spontanatmung der Verschluß des Tracheostomas möglich war. Die Gesamtbehandlungsdauer betrug 3 Monate.

Fazit: SIMV mit ASB sind geeignete Beatmungsformen und Atemhilfen auch zur Entwöhnung vom Respirator.

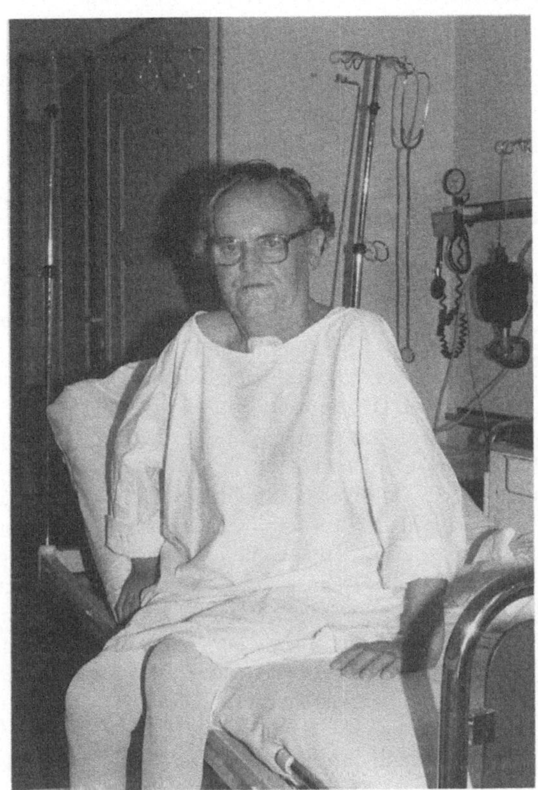

Abb. 4. Chronisch-obstruktives
Syndrom nach Beatmung

Zusammenfassung

Aufgrund pathophysiologischer Gegebenheiten sollte die Indikation zur Atemhilfe
oder Beatmung bei chronisch-obstruktivem Syndrom sehr streng erfolgen, wobei
konservative Möglichkeiten ausgeschöpft werden müssen.

Bei kontrollierter Beatmung weisen vorliegende Studien auf den Benefit eines
höheren inspiratorischen Flows hin. Positiv-endexspiratorischer Druck (PEEP) in
niedrigen Stufen erweist sich als sinnvoll.

Keine positiven Effekte bringt IPPB, während CPAP als Atemunterstützung
empfohlen werden kann. SIMV, insbesondere mit ASB, stellt eine vorteilhafte
Kombination dar.

Literatur

1. Bernasconi M, Ploysongsang Y, Gottfried SB, Milic-Emili J, Rossi A (1988) Respiratory
   compliance and resistance in mechanically ventilated patients with acute respiratory
   failure. Intensive Care Med 14/5:547–553

2. Bone RC (1981) Acute respiratorily failure and chronic obstructive lung disease: recent advances. In: Matthay RA (ed) Medical clinics of North America. Obstructive lung diseases, vol 65. Saunders, Philadelphia, pp 563–578
3. Connors AF, McCaffree RD, Gray BA (1981) Effect of inspiratory flow rate on gas exchange during mechanical ventilation. Am Rev Respir Dis 124:537–543
4. Darioli R, Perret C (1984) Mechanical controlled hypoventilation in status asthmaticus. Am Rev Respir Dis 129:385–387
5. Eggertsen SC (1983) Intermittent positive pressure breathing and the treatment of acute asthma. J Fam Pract 16/5:909–913
6. Gonzales ER, Burke TG (1984) Review of the status of intermittent positive pressure breathing therapy. Drug Intell Clin Pharm 18/2:974–1006
7. Kanak R, Fahey PJ, Vanderwarf C (1985) Oxygen cost of breathing Changes dependent upon mode of mechanical ventilation. Chest 87/1:126–127
8. Misuraca I (1966) Mechanical ventilation in status asthmaticus. N Engl J Med 257:318–320
9. O'Donnell DE, Sanii R, Younes M (1988) Improvement in exercise endurance in patients with chronic airflow limitation using continuous positive airway pressure. Am Rev Resp Dis 136/6:1510–1514
10. O'Donnell DE, Sanii R, Giesbrecht G, Younes M (1988) Effect of continuous positive airway pressure on respiratory sensation in patients with chronic obstructive pulmonary disease during submaximal exercise. Am Rev Respir Dis 138/5:1185–1191
11. Oh TE (1985) Intensive care manual, 2nd edn. Butterworths, Boston
12. Petty TL (1978) Oxygen and mechanical ventilation in status asthmaticus. In: Weiss EB (ed) Status asthmaticus. Univ Park Press, Baltimore, pp 285–292
13. Picado JM, Montserrat JM, Roca J et al. (1983) Mechanical ventilation in severe exacerbation of asthma. Eur J Respir Dis 64:102–107
14. Shim C, Chun KJ, Williams jr MH, Blaufox MD (1986) Positional effects on distribution of ventilation in chronic obstuctive pulmonary disease. Ann Intern Med 105/3:346–350
15. Shivaram U, Donath J, Khan FA, Juliano J (1987) Effects of continuous positive pressure in acute asthma. Respiration 53/3:157–162
16. Smith TC, Marini JJ (1988) Impact of PEEP on lung mechanics and work of breathing in severe airflow obstruction. J Appl Physiol 65/4:1488–1499
17. Sykes MN, McNicol MW, Campbell EJM (1969) Respiratory failure in pulmonary disease. In: Respiratory Failure. FA Davis, Philadelphia, pp 243–272
18. Tuxen DV, Lane S (1987) The effects of ventilatory pattern on hyperinflation, airway pressures, and circulation in mechanical ventilation of patients with severe air-flow obstruction. Am Rev Resp Dis 136:872–879
19. van Hengstum M, Festen J, Beurskens C, Hankel M, van den Broek W, Bujs W, Corstens F (1988) The effect of positive exspiratory pressure versus forced exspiration technique on tracheobronchial clearance in chronic bronchitict. Scand J Gastroenterol Suppl 143:114–118
20. Webb AK, Bilton RH, Hanson G (1979) Severe bronchial asthma requiring ventilation. A review of 20 cases and advice on management. Postgrad Med J 55:161–170
21. Westermann DE, Benatar SR, Potgieter PD, Ferguson AD (1979) Identification of the high-rist asthmatic patient. Experience with 39 patients undergoing ventilation for status asthmaticus. Am J Med 66:565–572

Negative Druckbeatmung

H. Zwick, T. Wanke

Historischer Überblick

Schon seit Beginn des vorigen Jahrhunderts gibt es intensive Bemühungen, ventilatorische Insuffizienz durch intermittierende maschinelle Generierung ausreichender transpulmonaler Drücke zu beheben. Naturgemäß versuchte man anfangs durch negative Druckbeatmung (NPV) während der Inspiration den Atemfluß zu steigern, fast alle Geräte überließen die Exspiration der Elastizität von Lunge und Thorax.

Bereits 1832 beschrieb John Dalziel aus Schottland einen Respirator, in dem über einen Blasebalg auf den Körper mit Ausnahme des Kopfes ein intermittierender negativer Druck ausgeübt wurde. Die weitere Entwicklung ist u. a. mit den Namen Jones (Lexington 1864), Woillez u. Breuillard (Paris 1876, 1887), Braun u. Eisenmenger (Wien 1889, 1901) und Davenport (London 1905) verknüpft. Drinker u. Shaw entwickelten schließlich 1928 in Boston die klassische „eiserne Lunge", welche durch Emerson und andere zu dem relativ billigen und robusten Gerät weiterentwickelt wurde, welches v. a. während der Poliomyelitisepidemien zum Einsatz kam.

Mit dem Rückgang der Poliomyelitis geriet die NPV zunehmend in Vergessenheit, dies insbesondere durch die Entwicklung kleinerer und handlicher Geräte zur druck- oder volumengesteuerten positiven Druckbeatmung (PPV). Man stellte fest, daß die Umkehr der physiologischen Druckverhältnisse während der Inspiration keine intolerablen Nachteile brachte, bei langdauernder Beatmung ergaben sich jedoch durch die Notwendigkeit eines künstlichen Zugangsweges zur Trachea zunehmend Probleme. Daher erleben wir seit etwa 15 Jahren eine Renaissance der NPV. Mit Chest-shells und Pneumo-wraps wurden ebenfalls handliche und leichte Geräte zur Verfügung gestellt, welche einen intermittierenden negativen Druck über dem Thorax und Teilen des Abdomens aufbauen können.

Rochester et al. berichteten 1977 [16] über Erfolge mit „body-respirators" bei Kyphoskoliotikern und chronisch-obstruktiv Lungenkranken. Garay et al. publizierten 1981 [8] über Kyphoskoliotiker und neuromuskulär Erkrankte, welche nach schwerer Hyperkapnie bis zu 10 Jahre „nichtinvasiv" nächtlich zu Hause beatmet wurden. Die Flut der Publikationen über die NPV schwillt an, so daß eine vorläufige Übersicht über Indikation, Durchführung und Kontrolle gegeben werden kann.

Indikation zur NPV

Eine ventilatorische Insuffizienz kann durch funktionelles Versagen von Atemzentrum, Chemorezeptoren, efferenten oder afferenten Nervenbahnen und der respiratorischen Muskulatur entstehen. Durch Funktionseinschränkungen von seiten der Thoraxwand, Lunge oder der Atemwege sowie häufig durch Kombinationen aus diesen kommt es zur Überlastung der inspiratorisch wirksamen Muskulatur [19]. Zusätzlich wird deren Kraft und Ausdauer durch Hyperkapnie, Hypoxämie und Mangelernährung verringert [6]. Die NPV bewirkt ein Ausrasten, der reversible Anteil des respiratorischen Versagens ist auf Muskelerschöpfung zurückzuführen.

Es sind noch nicht alle Faktoren bekannt, welche für die Stabilisierung oder Besserung der ventilatorischen Situation durch NPV verantwortlich sind. Beendigung der chronischen Muskelüberlastung durch Rast spielt jedoch die wesentliche Rolle, eine bessere Blutversorgung und Ernährung wird gewährleistet. Durch das Absinken des p_aCO_2 wird ein Resetting des Atemzentrums ermöglicht. Dies ist v. a. für die respiratorische Kontrolle während des Schlafens wichtig [9, 11, 18].

Die NPV wird bei Atemregulationsstörungen und bei respiratorischer Insuffizienz durch Absinken von Kraft und/oder Ausdauer der inspiratorischen Muskulatur einerseits und bei neuromuskulären Erkrankungen, Thoraxdeformitäten und chronisch-obstruktiven Lungenerkrankungen andererseits vorgeschlagen. Gesichert sind diese Indikationen in subakuten oder chronischen Zuständen nach Ausschöpfung aller medikamentöser Therapiemöglichkeiten [1, 2, 5, 8, 11, 12, 13, 14, 16, 21, 24].

Die Erschöpfung der Atemmuskulatur manifestiert sich v. a. in der paradoxen abdominellen Atembewegung (Einwärtsbewegung des Abdomens während der Inspiration) und durch zyklische Abwechslung der Bewegungen von Thorax und Abdomen (respiratorischer Alternans) [18]. Außerdem gibt es durch Erhöhung der Atemfrequenz (AF) und Verringerung des Atemzugvolumens (AZV) eine Steigerung der Totraumventilation.

Alle Patienten mit Erschöpfung der respiratorischen Muskulatur sind über die alveoläre Hypoventilation durch Hyperkapnie gekennzeichnet. Andererseits bedeutet Hyperkapnie bei chronisch-obstruktiven Ventilationsstörungen nicht unbedingt Atemmuskelerschöpfung. Es kann angenommen werden, daß eine paradoxe abdominelle Atmung spezifischer auf die Ermüdung der Inspirationsmuskulatur hinweist als Tachypnoe und Hyperkapnie, welche durch eine Vielzahl auch anderer Ursachen bedingt sein können. Wenn aber eine paradoxe abdominelle Atmung mit Tachypnoe und Hyperkapnie kombiniert ist, sollten sofort Maßnahmen zur Entlastung der erschöpften Inspirationsmuskulatur getroffen werden. Der einzige Weg, auf dem sich die Muskeln wieder erholen können, ist die Rast, welche durch die NPV erreicht werden kann.

Obwohl auch bei akuten dramatischen respiratorischen Dekompensationen ebenso wie in der Weaningperiode zunehmend NPV eingesetzt wird, ist es zu früh, allgemeine Indikationskriterien dafür vorzuschlagen. Es finden sich aber vermehrt Hinweise darauf, daß kontinuierliche negative Druckbeatmung (CNPV) mit verschieden hohen negativ-endexspiratorischen Drücken (NEEP) auch bei akuten Krankheitsbildern dieselben Erfolge hat wie die kontinuierliche positive Druckbeatmung (CPPV) mit verschieden hohem PEEP.

Wenn sich das Weaning von der PPV wegen mangelnder Kraft oder Effektivität der Atemmuskulatur problematisch gestaltet, empfiehlt es sich, die NPV zumindest zu versuchen. Durch Messung der notwendigen Atemarbeit und der aktuellen Zwerchfellmuskelkraft [7, 26] kann besser als durch andere Kriterien eingeschätzt werden, ob die Extubation erfolgreich sein wird. Eine vorübergehende oder intermittierende NPV hilft bei Zuständen, in denen die aktuelle respiratorische Muskelkraft nicht ausreicht, die geforderte Atemarbeit zu leisten.

Während der Einsatz der NPV bei rasch wechselnden Zustandsbildern also noch diskutiert wird, gilt die positive Wirkung dieser Beatmungsform bei subakuten oder chronischen Ermüdungszuständen der inspiratorischen Atemmuskulatur als gesichert.

Zentrale Atemregulationsstörungen

Bei allen Formen der beatmungspflichtigen zentralen Atemregulationsstörungen soll der Einsatz der NPV versucht werden. Damit sind die negativen Folgen langdauernder Intubation zu vermeiden, die Bronchialsekretelimination wird erleichtert. Obwohl kontrollierte Studien aus neuerer Zeit nicht vorliegen, wird in Zentren, in welchen mehrere Beatmungsmöglichkeiten zur Verfügung stehen, neben dem Rocking bed und dem Pneumo-belt in den letzten Jahren als erster Beatmungsmodus die NPV indiziert.

Zu beachten ist, daß in dieser Indikationsgruppe v. a. bei nächtlich angewandter NPV eine NPV-induzierte Schlafstörung durch Obstruktion im Bereich der oberen Atemwege häufig ist. Entsprechendes Monitoring und Schlafbeobachtung ist nötig, um bei Bedarf neben der NPV auch eine nasale CPAP-Therapie zu installieren.

Neuromuskuläre Erkrankungen

Akute neuromuskuläre Syndrome wie Guillain-Barré oder myasthenische Krisen verlangen meist eine prompte Intubation und PPV. Ebenso ist bei amyotropher Lateralsklerose schließlich die Tracheostomie mit PPV der NPV überlegen, da bei diesem Krankheitsbild meist auch die oberen Atemwege betroffen sind.

Die Polioepidemien in den 30er und 50er Jahren dieses Jahrhunderts stellten die klassische Indikation zur NPV dar. Die Überlebensdauer dieser Patienten war bei richtiger Einstellung meist nicht durch die respiratorische Insuffizienz limitiert. Patienten, welche an der Duchenne-Erb-Erkrankung leiden, werden zunehmend mit NPV geführt [1]. Obwohl randomisierte Studien aus ethischen Gründen nie durchgeführt wurden, ist der Vorteil dieser Beatmungsform evident. Nach der Erstdiagnose, welche meist zwischen dem 2. und 10. Lebensjahr gestellt wird, sind diese Patienten zwischen dem 5. und 15. Lebensjahr in der Mehrzahl an den Rollstuhl gebunden und verlieren die Fähigkeit des effektiven Hustens, was bronchopulmonale Infekte zur Folge hat. Wenn es zu einem CO_2-Anstieg ohne akute Infektion kommt, ist dieser meist irreversibel und macht die mechanische Ventilation nötig. Bei Vorhandensein mehrerer Möglichkeiten der Beatmung kann für jeden einzelnen Patienten die optimale Form gewählt werden.

Splaingard [24] berichtete 1985 von einer Gruppe neuromuskulär erkrankter Patienten, welche bis zu 20 Jahre beatmet wurden. Seine Indikationen waren ein p_aCO_2 über 55 mmHg, eine Vitalkapazität unter 25% der Norm, Ruhedyspnoe, kongestives Herzversagen und rezidivierende Atelektasen oder Pneumonien.

Über NPV bei bilateralen Zwerchfellparesen [2, 5] wird ebenso berichtet wie über Erfolge bei spinalen Muskeldystrophien, Myopathien und anderen Rückenmarkserkrankungen. Eine Fünfjahresüberlebensrate von 75% bei kompletter Zwerchfellparese ist ein realistisches Ziel.

Kyphoskoliose, Thorakoplastik

Die Kyphoskoliose, welche oft mit neuromuskulären Erkrankungen kombiniert auftritt, bewirkt durch Verringerung der Thoraxwandcompliance mit der damit verbundenen Erhöhung der Atemarbeit und durch die verschlechterten Kontraktionsbedingungen der Zwerchfellmuskulatur aufgrund der veränderten Thoraxgeometrie eine chronische Muskelüberlastung. Dieselben negativen Auswirkungen haben die doch immer seltener werdenden Veränderungen nach ausgedehnter Thorakoplastik.

Es wird über ausgezeichnete Erfolge bei häuslicher negativer Druckbeatmung berichtet [13, 21, 26], wobei übereinstimmend versucht wird, anfangs mit nächtlicher Beatmung auszukommen. Da die schweren Thoraxdeformationen dieser Patienten häufig eine Beatmung mit den käuflichen Geräten unmöglich machen, werden verschiedene Methoden angegeben, wie für einzelne die notwendigen Muscheln speziell „maßgeschneidert" werden können [15, 26].

Auch bei Kyphoskoliotikern gelten alveoläre Hypoventilation, Ruhedyspnoe, verringerte Zwerchfellmuskelkraft und -ausdauer sowie rezidivierende Infekte und kongestives Herzversagen als Indikationskriterien zur NPV. Wenn Patienten mit schweren Thoraxdeformitäten aufgrund akuter respiratorischer Insuffizienz intubiert und vorübergehend positiv druckbeatmet werden müssen, soll jedenfalls in der Weaningperiode die NPV eingesetzt werden [21]. Durch den Einsatz der NPV ist die Zeit der Intubation dramatisch zu verringern, die Entwöhnung ist leichter möglich.

Chronisch-obstruktive Lungenerkrankungen

Erst in den letzten 10 Jahren wurde zunehmend evident, wie wichtig die Überlastung oder Erschöpfung der Atemmuskulatur bei akut oder chronisch auftretender respiratorischer Insuffizienz obstruktiv Lungenkranker ist [3, 10, 18, 19].

Durch die obstruktive Ventilationsstörung steigt einerseits die Atemarbeit, was vermehrt Kraft und Ausdauer der respiratorischen Muskulatur erfordert, andererseits wird durch zunehmende Lungenvolumina die endexspiratorische Länge der Atemmuskulatur verringert, wodurch die kraftgenerierende Kapazität eingeschränkt ist. Zusätzlich verschlechtern Hypoxämie, Hyperkapnie und Mangelernährung deren Kraft und Ausdauer.

Wenn alle Möglichkeiten der pharmakologischen Beeinflussung ausgeschöpft sind und die Thoraxgeometrie akut nicht zu verändern ist, bleibt nur mehr die teilweise oder vollständige Übernahme der Atemmuskelarbeit durch einen Respirator. Bei frühzeitiger Erkennung der Ermüdungszeichen wird die negative Druckbeatmung auch bei diesen Patienten mit Erfolg eingesetzt [4, 25]. Mittels EMG-Aufzeichnung werden Störungen in der neuromuskulären Übertragung auf die Atemmuskulatur erkannt [17]. Es ist nachzuweisen, daß innerhalb von Minuten nach Einsetzen der negativen Druckbeatmung die elektrische Aktivität des Zwerchfells zum Sistieren gebracht werden kann, was einer Rast dieses Muskels entspricht [16]. Damit einhergehend kommt es zur Reduktion der Atemnotsymptomatik des Patienten.

Während die NPV bei neuromuskulären Erkrankungen und Thoraxdeformitäten ihre Wirkung nicht nur auf die Atemmuskulatur beschränkt, sondern durch Verringerung der Ventilation-Perfusion-Inhomogenitäten sehr rasch eine Besserung der Blutgasparameter nach sich zieht, erzielt diese Beatmungsform bei Patienten mit chronisch-obstruktiven Lungenerkrankungen ihre Vorteile lediglich über die Atemmuskulatur. Bei Patienten mit irreversibler Lungenüberblähung und Erhöhung der Atemstromwiderstände werden die Ventilation-Perfusion-Inhomogenitäten nach Einsatz der NPV selten akut verbessert. Somit kommt es zu keiner raschen Änderung der Blutgasparameter; die positiven Auswirkungen werden durch allmähliche Kräftigung der chronisch überforderten Atemmuskulatur und einer zunehmend besseren Ansprechbarkeit des Atemzentrums sichtbar [4].

Bei neuromuskulären Erkrankungen und bei Patienten mit Thoraxdeformitäten ist die respiratorische Globalinsuffizienz das wichtigste Indikationskriterium zum Einsatz der NPV. Der Therapieerfolg kann schon unmittelbar nach Beginn der Beatmung registriert werden. Bei chronisch-obstruktiven Ventilationsstörungen muß in erhöhtem Ausmaß der Atemmuskelkraft Augenmerk geschenkt werden. Liegt der maximale inspiratorische Druck – gemessen am Mund – deutlich unter 50 cm H$_2$O[1], herrscht eine Schwäche der Atemmuskulatur vor. Es wird eine signifikante inverse Relation des p$_a$CO$_2$ zum maximalen inspiratorischen Druck beschrieben [4]. Ein weiteres Kriterium zur Indikation der NPV bei chronisch-obstruktiven Lungenerkrankungen ist die Absenkung der maximal willkürlichen Ventilation unter 25 % des Sollwertes.

Durchführung der NPV

Die Effektivität der NPV hängt von der Größe der Oberfläche ab, an welcher der negative Druck angreifen kann. 1978 wurde von Weingarten (ein Patient mit Poliomyelitis, welcher viele Jahre im Tankrespirator lag) die Porta-lung konstruiert, welche über einen High-volume-negativ-pressure-Ventilator hervorragende Ergebnisse bringt. Diese Geräte wiegen nur mehr 45 kg, sind im stationären Bereich sehr praktikabel und werden auch vielfach häuslich eingesetzt. Während der 50er Jahre wurden Pneumo-wrap- und Cuirass-Respiratoren entwickelt, welche etwas weniger effizient arbeiten als die Tankrespiratoren, jedoch durch ihr geringeres Gewicht und die kleinere Größe v. a. im Hause des Patienten bevorzugt werden.

---

[1] 1 cm entspricht 98 Pa.

Der Beginn der NPV ist immer ein „Trial-and-error-Prozeß". Es ist schwierig a priori zu erkennen, welcher Respirator oder welche Kombination für welchen Patienten optimal ist. Anfangs wird die Atemfrequenz etwa 5 unter der Spontanfrequenz eingestellt, d. h. etwa 12–22 Atemzüge pro min. Das AMV sollte 15–20% über dem bei Spontanatmung liegen. Der negative Druck wird so lange erhöht, bis eine genügende Ventilation erreicht ist. Bei Tankrespiratoren betragen diese Drücke −7 bis −15 cm H_2O, bei kleineren Respiratoren −15 bis −40 cm H_2O. Eine Kontrolle wird über Blutgasmonitoring durchgeführt.

Bei Patienten mit neuromuskulären Erkrankungen und Thoraxdeformitäten sowie intakten oberen Atemwegen kann sehr rasch Normokapnie erreicht werden, bei chronisch-obstruktiv Lungenkranken ist anfangs lediglich eine Verschlechterung des p_aCO_2 auszuschließen. Wenn die Möglichkeit der Kontrolle über Elektromyografie besteht, kann die Eigenaktivität des Zwerchfells während der Inspiration, welche möglichst gering sein soll, ausgezeichnet beurteilt werden. Bei Zwerchfellrast und suffizienter Beatmung, wenn sich der Patient also voll „dem Respirator hingeben" kann, fühlt er sich wohl, was häufig zum Einschlafen führt. Außerdem verschwindet die paradoxe abdominelle Atmung. Wenn also der Patient sich wohlfühlt, die EMG-Aktivität abnimmt, und der Blutgasverlauf zufriedenstellend ist, ist die Beatmungsform richtig [14].

Bei nächtlicher Durchführung der NPV sei jedoch nochmals auf die Gefahr einer Verringerung der Schlafeffektivität hingewiesen. Es kann zu einer signifikanten Erhöhung der Zahl von Apnoe- und Hypopnoephasen kommen, die Schlafarchitektur wird gestört. So ist bei einigen Patienten mit nächtlicher NPV eine Schlafbeobachtung nötig, um eventuell mit trizyklischen Antidepressiva oder über nasalen CPAP die NPV-induzierte obstruktive Ventilationsstörung im Bereich der oberen Atemwege zu beheben. Versuche mit positiven Drücken während der Exspiration haben nur wenig Erhöhung des AMV gebracht, so daß sie großteils wieder aufgegeben wurden.

Zu Veränderungen der Hämodynamik bei NPV ist anzumerken, daß die Beatmung mit Tankrespiratoren meist wenig traumatisierend wirkt. Die benötigten intrathorakalen Drücke unterscheiden sich nur gering von denen unter Spontanatmung. Der Rückfluß zum rechten Herzen ist ungehindert, es entsteht kein Blutstau in den vorgeschalteten Organen. Das führte dazu, daß z. B. nach Lebertransplantationen der Tankrespirator als bestes Beatmungsgerät bezeichnet wurde.

Die hämodynamischen Effekte der Beatmung durch Cuirass- oder Pneumowrap-Respiratoren sind großteils identisch mit denen bei PPV, wenn dieselben transmuralen Drücke aufgebracht werden [22, 23]. Der cardiac output bei NPV ist etwas größer als bei PPV, Unterschiede in der Herzfrequenz und im systemarteriellen Blutdruck wurden nicht gefunden. Versuche mit kontinuierlicher negativer Druckbeatmung (CNPV) mit verschieden hohen negativ-endexspiratorischen Drücken (NEEP) zeigen etwa dieselben positiven und negativen hämodynamischen Veränderungen wie bei Beatmung mit CPPV und PEEP. Verwirrung diesbezüglich stiften Arbeiten, in denen über intrakardiale oder intravaskuläre Drücke ohne Beachtung der Umgebungsdrücke referiert wird. Brauchbar sind jedoch nur Untersuchungen, welche jeweils auf Messungen der transmuralen Drücke basieren [22, 23]. Dann ist zu erkennen, daß es keine wesentlichen Unterschiede im Shuntvolumen, im Pulmonalarteriendruck und im Pulmonalkapillardruck gibt.

Daraus folgt der vorerst nur unter erfahrenen Händen indizierte Einsatz der negativen Druckbeatmung bei ARDS. Naturgemäß kommt es durch Verbesserung der Blutgasparameter bei langdauernder NPV auch zu einer Verbesserung der pulmonalarteriellen Hypertension.

Verlaufsparameter

Neben dem subjektiven Befinden des Patienten ist der am häufigsten sowohl für die Indikation als auch für die Verlaufsbeobachtung verwendete Parameter der p_aCO_2, welcher meist genügend genauen Hinweis für die alveoläre Ventilation liefert. Der p_aO_2 ist dort ein guter Wert zur Verlaufsbeobachtung, wo Ventilation-Perfusion-Inhomogenitäten durch die Beatmung gebessert werden können.

Bei langfristiger NPV und Unmöglichkeit einer Verbesserung der Zwerchfellaktivität genügt die Stabilität der Blutgasparameter. Wenn eine Verbesserung der Zwerchfellmuskelkraft und -ausdauer zu erreichen ist, kann die maximal willkürliche Ventilation herangezogen werden. Besser als diese ist jedoch die Messung des Ansprechens der Ventilation auf Hyperkapnie ($\Delta VE/\Delta p_aCO_2$), da damit sowohl eine Verbesserung der inspiratorischen Muskelkraft als auch eine Optimierung der Einstellung des Atemzentrums auf Hyperkapniereize getestet werden können. Optimal wird die Ausdauer der Atemmuskulatur bestimmt, indem durch dosierte Hyperkapnieatmung die Dauer gemessen wird, während der 50 oder 75% der maximal willkürlichen Ventilation aufrechterhalten werden kann.

Letztlich ist zu betonen, daß durch langdauernde maschinelle Beatmung auch bei Einsatz der NPV eine Fülle von pflegerischen Problemen auftreten. Während der stationären Aufnahme ist im Intermediate-care-Bereich ensprechend vorgesorgt. In häuslicher Umgebung kann Optimales nur unter größtem Einsatz der Familie und der betreuenden Ärzte und Pflegepersonen erreicht werden.

Literatur

1. Alexander MA, Johnson EW, Petty J, Stauch D (1979) Mechanical ventilation of patients with late stage duchenne musculatur dystrophy: management in the home. Arch Phys Rehabil 60:289–292
2. Celli BR, Rassulo J, Corral R (1987) Ventilatory muscle dysfunction in patients with bilateral idiopathic diagphragmatic paralysis: reversal by intermittent external negative pressure ventilation. Am Rev Resp Dis 136:1276–1278
3. Cohen CA, Zagelbaum G, Gross D, Roussos C, Macklem PT (1982) Clinical manifestations of inspiratory muscle fatigue. Am J Med 73:308–316
4. Cropp A, Dimarco AF (1987) Effects of intermittent negative pressure ventilation on respiratory muscle function in patients with severe chronic obstructive pulmonary disease. Am Rev Resp Dis 135:1056–1061
5. Driver AG, Blackburn BB, Marcuard SP, Austin EH (1987) Bilateral diagphragm paralysis treated with cuirass ventilation. Chest 92:683–685
6. Esau SA (1989) Hypoxic, hypercapnic acidosis decreases tension and increases fatigue in hamster diaphragm muscle in vitro. Am Rev Resp Dis 139:1410–1417

7. Fiastro JF, Habib MP, Shon BY, Campbell SC (1988) Comparison of standard weaning parameters and the mechanical work of breathing in mechanically ventilated patients. Chest 94:232–238

8. Garay SM, Turino GM, Goldring RM (1981) Sustained reversal of chronic hypercapnia in patients with alveolar hypoventilation syndromes. Am J Med 70:269–274

9. Goldstein RS, Molotiu N, Skrastins R et al. (1987) Reversal of sleep-induced hypoventilation and chronic respiratory failure by nocturnal negative pressure ventilation in patients with restrictive ventilatory impairment. Am Rev Resp Dis 135:1049–1055

10. Gutierrez M, Beroiza T, Contreras G, Diaz O, Cruz E, Moreno R, Lisboa C (1988) Weekly cuirass ventilation improves blood gases and inspiratory muscle strength in patients with chronic air-flow limitation and hypercarbia. Am Rev Resp Dis 138:617–623

11. Hill NS (1986) Clinical applications of body ventilators. Chest 90:897–905

12. Kinnear W, Hockley S, Harvey J, Shneerson J (1988) The effects of one year of nocturnal cuirass-assisted ventilation in chest wall disease. Eur Respir J 1:204–208

13. Kinnear W, Petch M, Taylor G, Shneerson J (1988) Assisted ventilation using cuirass respirators. Eur Respir J 1:198–203

14. Levy RD, Bradley TD, Newman SL, Macklem PT, Martin JG (1989) Negative pressure ventilation. Effects on ventilation during sleep in normal subjects. Chest 95:95–99

15. Newman JH, Wilkins JK (1988) Fabrication of a customized cuirass for patients with severe thoracic asymmetry. Am Rev Respir Dis 137:202–203

16. Rochester DF, Braun NMT, Laine S (1977) Diaphragmatic energy expenditure in chronic respiratory failure. The effect of assisted ventilation with body respirators. Am J Med 63:223–232

17. Rodenstein DO, Stanescu DC, Cuttita G, Liistro G, Veriter C (1988) Ventilatory and diaphragmatic EMG responses to negative-pressure ventilation in airflow obstruction. J Appl Physiol 65:1621–1626

18. Roussos C (1985) Function and fatigue of respiratory muscles. Rec. Adv. in management of obstructive airways disease. Chest [Suppl] 88/2:124S–132

19. Roussos C, Macklem PT (1982) The respiratory muscles. N Engl J Med 307:786–797

20. Sawicka EH, Branthwaite MA, Spencer GT (1983) Respiratory failure after thoracoplasty: treatment by intermittent negative-pressure ventilation. Thorax 38:433–435

21. Sawicka EH, Loh L, Branthwaite MA (1988) Domiciliary ventilatory support: an analysis of outcome. Thorax 43:31–35

22. Skaburskis M, Helal R, Zidulka A (1987) Hemodynamic effects of external continuous negative pressure ventilation compared with those of continuous positive pressure ventilation in dogs with acute lung injury. Am Rev Resp Dis 136:886–891

23. Skaburskis M, Michel RP, Gatensby A, Zidulka A (1989) Effect of negative-pressure ventilation on lung water in permeability pulmonary edema. J Appl Physiol 66/5:2223–2230

24. Splaingard ML, Frates RC jr, Jefferson LS, Rosen CL, Harrison GM (1985) Home negative pressure ventilation: report of 20 yeasrs of experience in patients with neuromuscular disease. Arch Phys Med Rehabil 66:239–242

25. Wanke TH, Flicker M, Ritschka L, Zwick H (1989) Die negative Druckbeatmung. Ihre Entwicklung zu einem wichtigen Bestandteil in der Rehabilitation von Patienten mit chronisch respiratorischer Globalinsuffizienz und die Indikationskriterien ihrer Anwendung. Atem Lungenkrankh 15/4:165–170

26. Wanke TH, Schenz G, Zwick H, Popp W, Ritschka L, Flicker M (1990) The dependence of maximal sniff-generated mouth and transdiaphragmatic pressures on lung volume. Thorax 45:552–555

27. Wiers PWJ, Le Coultre R, Dallinga OT, Van Dijl W, Meinesz AF, Sluiter HJ (1977) Cuirass respirator treatment of chronic respiratory failure in scoliotic patients. Thorax 32:221–228

Konventionelle Intubationsbeatmung und Beatmung mit der „Eisernen Lunge" im Gruppenvergleich

W. Knitsch, A. Schultz, B. Schultz, I. Pichlmayr

Einleitung

Eine Nachbeatmung im postoperativen Zeitraum wird heutzutage üblicherweise als Intubationsbeatmung durchgeführt.

Um eine Abhängigkeit von der Beatmung bei Risikopatienten nicht entstehen zu lassen und die Übergangszeit zur Spontanatmung möglichst kurz zu halten, setzten Pichlmayr et al. [4] und Knitsch et al. [2] die „Eiserne Lunge" ein.

Es zeigte sich, daß eine suffiziente Beatmung nach dem Prinzip der „Eisernen Lunge" sowohl bei intubierten [4] als auch bei kurz nach Operationsende extubierten Patienten, die noch nicht spontan atmeten [2], möglich ist.

In einer Untersuchung sollten nun postoperative Nachbeatmungen mit Hilfe eines Servoventilators und mit der „Eisernen Lunge" verglichen werden.

Methode

Bei 10 Patienten mit größeren abdominellen Eingriffen wurden standardisierte bartituratindizierte Enflurannarkosen durchgeführt. Zur Einleitung wurden 2 mg Pancuronium, 7 mg Thiopental/kg KG und 1,5–2 mg Succinylcholin/kg KG, zum Operationsbeginn etwa 0,01 mg Fentanyl/kg KG und 0,1 mg Pancuronium/kg KG gegeben. Die Narkosetiefe wurde mit einem EEG-System (Narkograph), das eine automatische EEG-Interpretation in Echtzeit vornimmt, bestimmt. Bei allen Patienten wurde intraoperativ die Narkose weitestgehend im Stadium D nach Kugler [3] gesteuert, um vergleichbare Ausgangsbedingungen für die Nachbeatmungen zu schaffen.

Die Nachbeatmung erfolgte in der Gruppe 1 (n = 5) mit einem Servoventilator 900 C der Firma Siemens, in der Gruppe 2 (n = 5) mit einem Nachbau der „Eisernen Lunge".

Postoperativ wurde in Gruppe 1 die Beatmung zunächst kontrolliert und später assistiert bei einer inspiratorischen O_2-Konzentration von 40% durchgeführt. Bei ausreichender Spontanatmung und adäquaten Reaktionen auf Ansprache erfolgte die Extubation.

In Gruppe 2 wurde der Servoventilator kurzfristig zu Beginn der Nachbeatmung eingesetzt, bis die Patienten versorgt und die „Eiserne Lunge" betriebsbereit war. Nach Extubation erhielten die Patienten, von denen keiner spontan atmete, 4 l O_2/ min über eine Nasensonde.

Zur Patientenüberwachung dienten klinische Parameter, engmaschige Blutgas-analysen, das EEG, das EKG und die Respirationskurve.

Die Verlegung der Patienten erfolgte bei unauffälliger suffizienter Spontanat-mung. Als Nachbeatmungszeit wurde die Zeit zwischen Operationsende und Verlegung definiert.

Ergebnisse

Die Patienten waren zwischen 45 und 79 Jahre alt, das mittlere Alter betrug 63 ± 13 Jahre. Die Patienten in der Gruppe 2 waren mit im Mittel 68 Jahren älter als in Gruppe 1 mit 59 Jahren.

Abbildung 1 zeigt das Narkogramm eines Probanden von der Narkoseeinleitung bis zum Ende der Beatmung bzw. Atemunterstützung in der „Eisernen Lunge".

Präoperativ war der Patient schläfrig (Stadium B_1), intraoperativ wurde die Narkose so gesteuert, daß Stadien tiefer Narkose im D-Bereich auftraten. In der Phase der Nachbeatmung in der „Eisernen Lunge" nahm die Narkosetiefe stetig ab, der Patient wurde verlegt, als er wach war.

Hinsichtlich der Operationsdauer unterscheiden sich die Gruppen nicht signifi-kant, sie betrug in Gruppe 1 215 ± 49 min und in Gruppe 2 204 ± 50 min. Die Nachbeatmungsdauer in der „Eisernen Lunge" ist mit 105 ± 50 min deutlich kürzer im Vergleich zur Servogruppe mit 162 ± 59 min (Abb. 2). Die Zeit zwischen Operationsende und Extubation in der „Eisernen Lunge" beträgt 29 ± 6 min.

In Abbildung 3 und 4 sind die mittleren pO_2 und pCO_2-Werte mit Standardabwei-chungen für beide Gruppen dargestellt. Die präoperativen Werte liegen innerhalb der Normbereiche.

Während der Nachbeatmung liegen die pO_2-Werte über den Ausgangswerten, dabei werden mit der „Eisernen Lunge" signifikant höhere Werte erreicht als in der Servogruppe. Tendenziell erhöhten sich unter der Beatmung mit der „Eisernen Lunge" die pCO_2- und erniedrigten sich die pH-Werte.

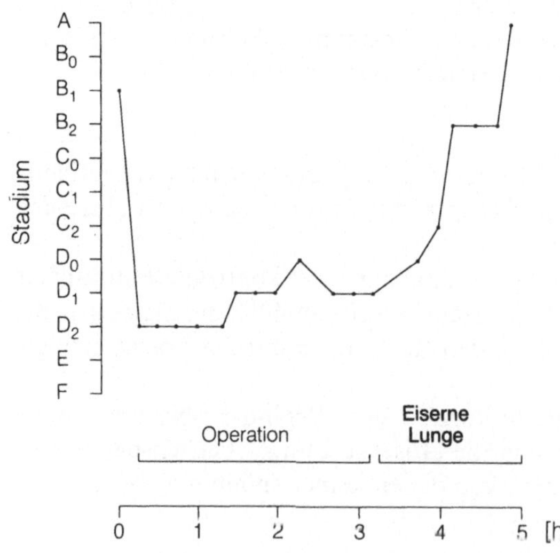

Abb. 1. Narkogramm (Patient G. S.)

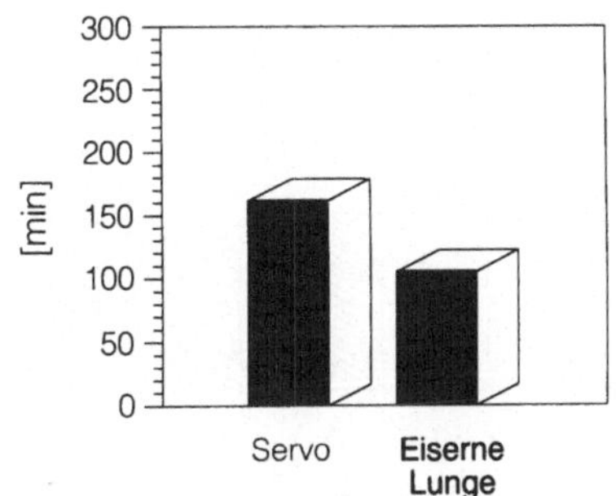

Abb. 2. Nachbeatmungsdauer (= Zeit zwischen Operationsende und Verlegung) in den Patientengruppen ($\bar{x} \pm s$)

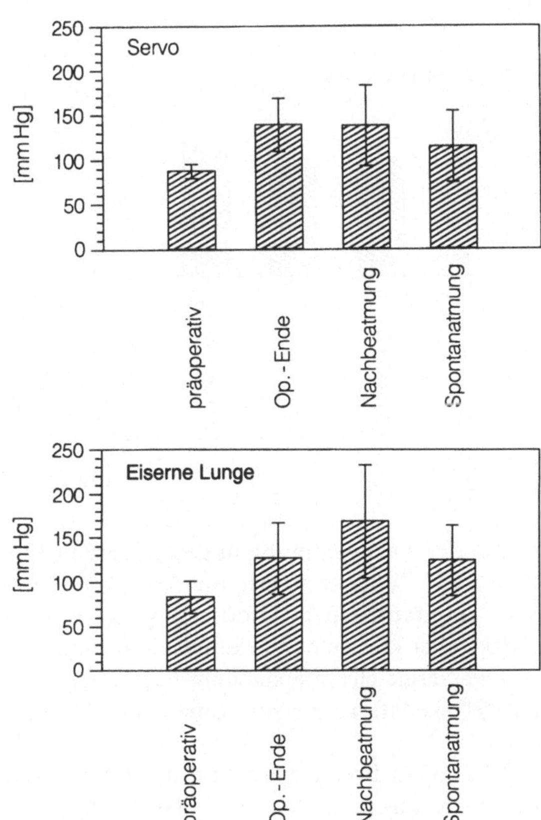

Abb. 3. Mittlere pO_2-Werte in den Patientengruppen (präoperativ, Operationsende, Nachbeatmung, Spontanatmung) bei Nachbeatmung mit Servo bzw. „Eiserner Lunge"

Diskussion

Bei der Narkoseführung konnte mit Hilfe der automatischen EEG-Analyse geprüft werden, ob die angestrebte chirurgische Narkosetiefe jeweils erreicht war.

In Gruppe 2 ist die mittlere Nachbeatmungszeit wesentlich kürzer als in der Vergleichsgruppe, obwohl bei etwa gleicher Operationsdauer und vergleichbarer Schwere der Eingriffe die Patienten im Mittel älter sind.

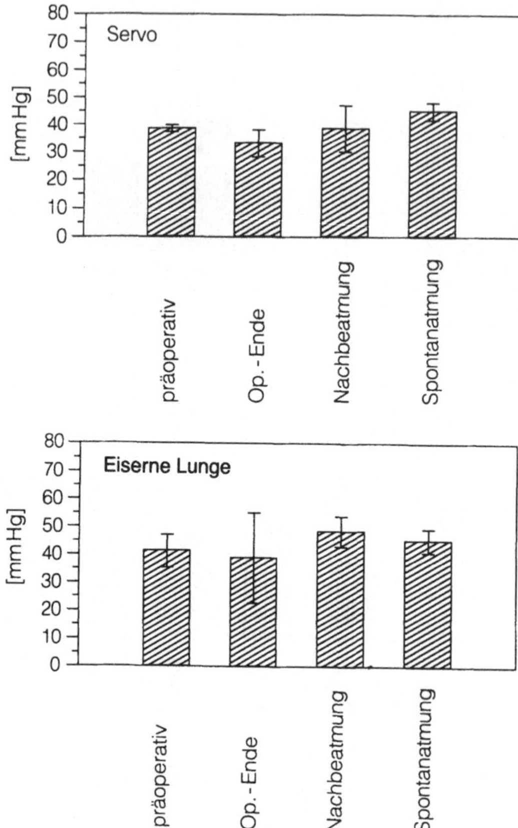

Abb. 4. Mittlere pCO_2-Werte in den Patientengruppen (präoperativ, Operationsende, Nachbeatmung, Spontanatmung) bei Nachbeatmung mit Servo bzw. „Eiserner Lunge"

Bei der Nachbeatmung in der „Eisernen Lunge" zeigten die Patienten hohe pO_2-Werte. Die Tendenz zu erhöhten pCO_2- und erniedrigten pH-Werten kann im Sinne einer respiratorischen Azidose gewertet werden. Mit Erhöhung der Kammerunterdrucke aber kann eine stärkere CO_2-Abatmung erreicht werden.

Die Vergleichsuntersuchung hat gezeigt, daß eine Beatmung mit der „Eisernen Lunge" als Alternative zur konventionellen Intubationsbeatmung angesehen werden kann.

Mit gutem Erfolg wurde auf der Intensivstation die „Eiserne Lunge" bei einigen Patienten eingesetzt, bei denen sich eine respiratorische Insuffizienz bis zur Reintubationspflicht entwickelte. Durch intermittierende Atemunterstützung konnte die respiratorische Situation dieser Patienten soweit stabilisiert werden, daß eine Intubation und maschinell kontrollierte Beatmung vermieden wurden.

In einem Fallbericht [1] wird beschrieben, daß bei einer Patientin mit Totalatelektase des linken Lungenflügels eine Intervalltherapie mit der „Eisernen Lunge" durchgeführt wurde. Unter dieser Therapie entfaltete sich letztlich die atelektatische Lungenhälfte.

Literatur

1. Knitsch W, Pohl S, Schultz A, Fabel H, Pichlmayr I (1989) Atelektasenentfaltung durch Atemunterstützung mit der Eisernen Lunge. Dtsch Med Wochenschr 114:1441–1444
2. Knitsch W, Schultz A, Schultz B, Heiringhoff K-H, Pichlmayr I (im Druck) Postoperative Nachbeatmung in der „Eisernen Lunge". Anästh Intensivther Notfallmed
3. Kugler J (1981) Elektroenzephalographie in Klinik und Praxis. Thieme, Stuttgart
4. Pichlmayr I, Lehmkuhl P, Pichlmayr R (1984) Postoperative Beatmung nach dem Prinzip der „Eisernen Lunge". Eine Renaissance dieser Beatmungsform? Anästh Intensivther Notfallmed 19:14–18

Die Zwerchfellschrittmachertherapie und Rehabilitation atemgelähmter Patienten

J. Holle, W. Girsch, W. Mayr, H. Stöhr, H. Thoma

Die künstliche Beatmung durch Elektrostimulation der Nn. phrenici wurde erstmals von Sarnoff [21] 1948 beschrieben. Seit dieser Zeit haben v. a. Glenn et al. [7–11] wesentliche experimentelle und klinische Beiträge zu diesem Thema publiziert.

Aufgrund der langjährigen und umfangreichen Erfahrung mit über 100 Patienten wurde von dieser Gruppe folgende Indikationspalette für die elektrophrenische Beatmung in der Folge kurz EPR genannt, angegeben:

1) chronisches, zentrales Hypoventilationssyndrom,
2) Atemlähmung bei Hirnstammläsionen nach Enzephalomeningitis und
3) hohe Rückenmarkverletzung (C1–C3).

Die Zahl der für die EPR in Frage kommenden Patienten ist begrenzt, v. a., da die meisten Patienten eine Verletzung des Rückenmarks in dieser Höhe wegen der rasch einsetzenden Atemlähmung am Unfallort kaum überleben und weil die Encephalomyelomeningitis die Vorderhornzellen der beiden Phrenikusnerven verschont lassen muß, um die Anwendung der EPR möglich zu machen.

Es gibt zahlreiche Gruppen in den USA, Kanada, Spanien und Schweden sowie auch in Deutschland [1–5, 20], die sich mit der klinischen Anwendung der EPR beschäftigen und die im wesentlichen das von Glenn beschriebene Prinzip anwenden. Das Prinzip der elektrophrenischen Beatmung besteht in einer rhythmischen, dem Atemzyklus entsprechenden, elektrischen Stimulation beider Nn. phrenici mit bipolaren Einzelimpulsen von 0,1 bis 0,6 ms Dauer, die mit einer Frequenz von 14–30 Hz auf die Nervenoberfläche abgegeben werden. Diese Einzelimpulsserien führen zu einer tetanischen Kontraktion der Zwerchfellmuskulatur, die damit eine tiefe Inspiration, ähnlich wie bei einer maximalen Bauchatmung, bewirkt. Nach Abschaltung der elektrischen Stimulationsimpulse relaxiert das Zwerchfell. Bedingt durch die elastischen Komponenten des Lungen-Thorax-Komplexes erfolgt die passive Exspiration.

Dieses einfach anmutende Beatmungsprinzip inkludiert jedoch eine Reihe von Fehlermöglichkeiten und Problemen, die erst aufgrund langjähriger klinischer und experimenteller Erfahrungen zu einer approbaten und routinemäßig anwendbaren Beatmungsform entwickelt werden konnte.

Die elektrische Stimulation eines Nerv-Muskel-Systems führt, da an sich unphysiologisch, sehr leicht zu einer Überbeanspruchung des Systems, die in irreversiblen morphologischen Veränderungen des Muskels, aber auch des Nervens, gipfeln kann [16, 22]. Die Elektroden-Nerv-Kontaktstelle ist aufgrund möglicher elektrolytischer

Veränderungen der Elektrodenoberfläche und durch den abgegebenen Strom verursachte Elektrolytverschiebungen an der Nervenzellmembran, für auftretende, sogar irreversible Schäden äußerst sensibel [12, 19]. Rundzelleninfiltrationen, Nervenzelldegeneration und Fremdkörperreaktionen um die Elektrode können das Funktionieren des Systems behindern. Fibrosierungen um mit Silikoncuff versehene Elektroden können eine Konstriktion des Nerven bewirken, aber auch Materialermüdungen rein technischer Art des implantierten Schrittmachers oder der Stimulationselektroden können das Funktionieren des Systems verhindern [16].

Die Wiener EPR-Gruppe beschäftigt sich seit 1971 mit der elektrophrenischen Beatmung und bis zum ersten klinisch erfolgreichen Einsatz des von unserer Gruppe entwickelten Stimulationssystems, das sich in einigen wesentlichen Punkten von allen anderen weltweit angewandten Systemen unterscheidet, dauerte es immerhin 12 Jahre.

Was sind nun die wesentlichen Unterschiede und Vorteile des von uns entwickelten Prinzips:

Ein wesentlich limitierender Faktor für die problemlose Anwendung der Elektrostimulation des Zwerchfells ist die Tatsache, daß es zu der sog. „electrically induced fatigue", der elektrisch induzierten Ermüdung des Muskels, kommt. Je geringer die Strombelastung des Nervs, desto später setzt die Ermüdung ein. Diese Tatsache veranlaßte Glenn bis zum Jahre 1981, beide Zwerchfellhälften nur alternierend zu stimulieren. So wurde während 12 h eine Zwerchfellhälfte und während der nächsten 12 h die zweite Zwerchfellhälfte elektrisch stimuliert [7–9]. Auf diese Weise konnte kontinuierlich durch 24 h eine elektrophrenische Beatmung durchgeführt werden – allerdings mit dem Nachteil eines gestörten Ventilations-Perfusions-Verhältnisses, was in manchen Fällen zu einer unzureichenden Oxygenation des Blutes führte.

Nach 1981 wurde die elektrisch induzierte Muskelermüdung durch Reduzierung der Impulsfrequenz auf 8–10 Hz und durch Herabsetzung der Atemzyklen auf 5–9 pro min ausgeschaltet, so daß eine kontinuierliche Beatmung über 24 h mit beiden Zwerchfellhälften möglich wurde [10, 11]. Diese Reduzierung der Stimulationsfrequenz und Atemzyklen verhindert zwar myopatische Veränderungen im Zwerchfell, erfordert jedoch eine langsame Gewöhnung an die reduzierten Ventilationsbedingungen, die nicht von allen Patienten toleriert wird.

Dieses Problem wurde von unserer Arbeitsgruppe, basierend auf einer einfachen Überlegung, mit einem komplizierten operativen und apparativen Aufwand gelöst.

Unser Stimulationsprinzip beruht auf der Überlegung, daß eine suffiziente Beatmung nicht eine volle Kontraktion des Zwerchfells erfordert. Es müssen daher nicht alle Muskelfasern des Zwerchfells pro Atemzug zur Kontraktion gebracht werden. Es genügt, wenn etwa nur 50% der Zwerchfellmuskulatur in tetanische Kontraktion versetzt wird. Es kann also durch rhythmischen Wechsel von unterschiedlichen Muskelfaserkontraktionen eine Reduzierung der Strombelastung für das gesamte Zwerchfell bei ausreichender Beatmung erfolgen. Diese Überlegung wurde durch das Prinzip der Karusselstimulation verwirklicht [15]. Durch Fixierung von 4 im Durchmesser 1 mm haltenden Ringelektroden am Epineurium des Nerven und durch rhythmischen Wechsel des elektrischen Feldes zwischen diesen Elektroden werden pro Atemzyklus unterschiedliche Anteile des Zwerchfellmuskels stimuliert und nach entsprechendem Training eine kontinuierliche, über 24 h andauernde

Stimulation des gesamten Zwerchfells ermöglicht. Auf diese Weise kann eine den physiologischen Parametern angeglichene Beatmung mit einer Frequenz von 14–18 Atemzügen pro min durchgeführt werden, die von den Patienten als angenehm empfunden wird und sogar eine leichte Hyperventilation bewirkt [18].

Im Tierexperiment konnte der positive Effekt der Karusselstimulation auf die Muskelermüdung im Vergleich mit konventionellen biopolaren oder unipolaren Stimulationsformen verdeutlicht werden [12]. Durch Verzicht auf einen Silikoncuff zur Fixierung der Elektroden am Nerv wird die Fremdkörperreaktion des Bindegewebes reduziert und die Gefahr einer Nervenschädigung wesentlich vermindert.

Folgendes Vorgehen hat sich nach langjähriger Erfahrung bewährt: Ein respiratorabhängiger Patient mit zentraler Atemlähmung oder mit hohem Querschnitt wird auf Funktionstüchtigkeit der beiden Nn. phrenici durch transkutane, äußere Stimulation der Nerven im Halsbereich getestet. Ist die Funktionstüchtigkeit der Nn. phrenici überprüft – bei einer Verletzung des Rückenmarksegmentes C4 ist auch das Motoneuron des N. phrenicus zerstört und der Nerv daher nicht mehr elektrisch erregbar – so kann bei intakter Lungenfunktion die Indikation zur Implantation eines Atemschrittmachers gestellt werden.

In Allgemeinnarkose wird eine mediane Sternotomie durchgeführt, um die Elektroden intrathorakal im oberen Mediastinum mikrochirurgisch an den beiden Nervenoberflächen fixieren zu können. Die Fixierung der Elektroden an den beiden Nerven im Halsbereich hat sich aufgrund unangenehmer sensibler Nebenreaktionen nicht bewährt. Unter dem Operationsmikroskop werden die Ringelektroden möglichst in quadratischer Anordnung mit 8/0-Nähten am Epineurium angebracht und die exakte Position der Elektroden zusätzlich mit dem Fibrinkleber gesichert. Der mit den Elektroden durch Steckkontakte verbundene Atemschrittmacher, in dem sich die Empfängerspule für die drahtlose, transkutane Energie- und Stimulationsmodusübertragung befindet, wird subkutan oder subfaszial im rechten Oberbauch plaziert. Mit einem externen, programmierbaren Stimulationsgerät und einer Induktionsspule können für jeden Nerv 15 unterschiedliche Elektrodenkombinationen und damit unterschiedliche elektrische Felder transkutan übertragen werden. Elektrodenkombinationen, die eine geringe Effektivität oder ein abruptes, nicht weiches Kontrahieren des Zwerchfells bewirken, werden aus dem Programm ausgeschieden [23, 25]. Nach Abschluß der postoperativen Heilungsphase (2–3 Wochen nach Implantation) wird mit der Stimulation und dem Training des Zwerchfells begonnen. Nach Abschluß der Trainingsphase – sie kann mehrere Monate andauern, da der durch Inaktivitätsatrophie veränderte Muskel konditioniert werden muß, kann der Patient auf eine Normalstation, am besten in ein entsprechendes Rehabilitationszentrum, transferiert werden. Es beginnt die Anpassung des Patienten an die neuen Möglichkeiten der Mobilisation, an die Möglichkeit zu sprechen usw. Durch Beistellung technischer Hilfen soll eine möglichst große Selbständigkeit des Patienten für das Leben zu Hause erlernt werden [24].

Ergebnisse

Neun posttraumatische Tetraplegiker, ein postinfektiöser Patient und ein 2jähriges Kind mit einem Undinesyndrom (nächtliche Atemdepression) wurden mit unserem System versorgt. In sämtlichen Fällen wurde eine intrathorakale Elektrodenapplikation durchgeführt. Die Patienten waren vor der Schrittmacherimplantation zwischen 3 und 14 Monate atemgelähmt und völlig respiratorabhängig. Das Alter der Patienten bewegte sich zwischen 18 Monaten und 26 Jahren, und die Läsion des Rückenmarks lag in allen Fällen oberhalb von C/2. Ein Patient befindet sich

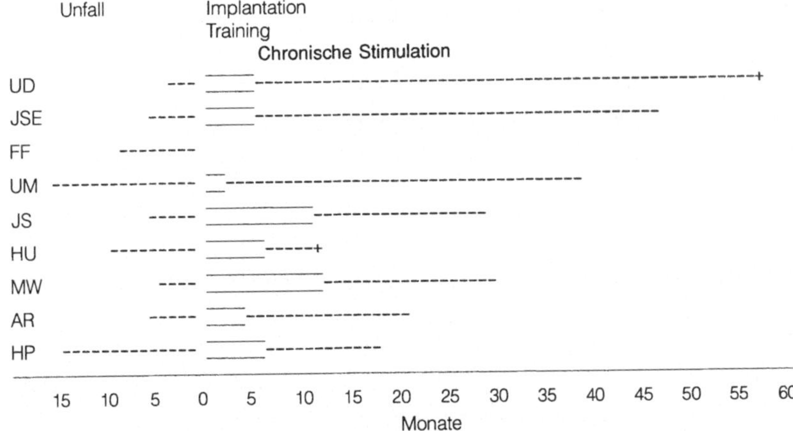

Abb. 1. Zeitliche Darstellung der Perioden zwischen Unfall, Implantation des Atemschrittmachers und Trainingsphase bis zur chronischen beidseitigen Dauerstimulation bei 9 Patienten. Vor Implantation des Atemschrittmachers bestand ein zeitliches Intervall ab Unfalltag zwischen 3 und 15 Monaten. Die Trainingsphase dauerte bei den 9 Patienten zwischen 3 und 12 Monaten und die längste Dauerstimulation bei Patienten *UD* betrug 50 Monate

Tabelle 1. Darstellung der 9 mit Atemschrittmacher versorgten Patienten bezüglich der Dauerstimulationszeiten, wobei bisher zwischen 5 und 52 Monaten dauerstimuliert wurde. Bei 5 Patienten konnte das Tracheostoma verschlossen werden. Acht Patienten konnten aus der Intensivstation entlassen werden und 2 Patienten sind gestorben

Patient	UD	JSE	FF	UM	JS	HU	MW	AR	HP
Chronologisch stimulierte Monate	52	42		37	18	5	18	17	12
Tracheostoma verschlossen	+	+		+				+	+
Zu Hause	+	+	+	+	+		+	+	+
Exitus	+					+			

Tabelle 2. Neun Patienten mit Atemschrittmacher und Auflistung der Größen- und Gewichtsverhältnisse der Patienten, Atemfrequenz (*AF*), Inspirationsdauer (*INSP*), Atemzugvolumen (V_T) und Atemminutenvolumen (*AMV*)

Patient	Größe [cm]	Gewicht [kg]	AF [min^{-1}]	INSP [s]	V_T [ml/kg]	AMV [ml/kg KG]
UD	185	80	13	1,2	7–12	125
JSE	180	95	12–13	1,2	7–12	125
FF	174	80	17	1,1	3–4	
UM	180	70	10–13	1,0	8–13	121
JS	190	70	12–14	1,2	8–13	142
HU	156	35	14–15	1,2	7–12	142
MW	160	35	13–17	1,2	7–14	142
AR	196	70	12–14	1,3	9–17	150
HP	174	75	11–12	1,3	9–17	154

Tabelle 3. Darstellung von Blutgasanalysen (*BGA*) von 3 Patienten mit Atemschrittmacher und Dauerstimulation

Patient	UD	JSE	UM
BGA			
pH	7,4	7,4	7,4
pCO_2 [mm Hg]	28,9	32,5	27,8
BE [mmol/l]	–2,1	–1,5	–4,9
HCO_3 [mmol/l]	19,9	21,2	17,8
pO_2 [mm Hg]	86,5	81,2	92,9
O_2sat [%]	93,8	96,2	97,2

2 Monate nach der Implantation noch im Stadium der Zwerchfellkonditionierung. Bei einem anderen Patienten funktioniert, bedingt durch das Trauma, nur ein N. phrenicus – er ist daher auf die zeitweise Verwendung des Respirators angewiesen. Das Kind mit Undinesyndrom benötigt den Schrittmacher nur nachts, da es im Wachzustand eine ausreichende Spontanatmung aufweist. In allen anderen 8 Fällen, sie wurden alle nach Hause entlassen (Abb. 1), wird eine kontinuierliche Dauerbeatmung mit dem Schrittmacher durchgeführt. Bei 5 Patienten konnte die Tracheostomie verschlossen werden. Die kontinuierliche Beatmungsdauer bewegt sich bei 3 Patienten zwischen 2 und 4½ Jahren (Tabelle 1). Die Atemfrequenz wurde zwischen 13 und 14 Atemzügen pro min mit einem Verhältnis von Inspirations- zur Exspirationsdauer mit 1:3 eingestellt (Tabelle 2). Die zur Stimulation erforderliche Stromstärke schwankt in den ersten Monaten nach der Implantation, stabilisiert sich jedoch danach auf Werte zwischen 0,5 und 5 mA. Die Atemzugsvolumina in

liegender Position betragen zwischen 600 und 1100 ml bei Erwachsenen und 300–500 ml bei Kindern (Tabelle 2). Um in sitzender Position das gleiche Atemzugsvolumen zu erzielen, muß, bedingt durch die veränderte Atemmechanik, die elektrische Stromstärke oder die Atemfrequenz angehoben oder die Dauer der Inspiration verlängert werden. Die Blutgasanalysen zeigten bei allen unseren Patienten eine leichte Hyperventilation mit pCO_2-Werten zwischen 20–30 mm Hg und einem pH-Wert von 7.4. Der O_2-Druck lag im normalen Bereich zwischen 81 und 92 mm Hg. Dies bedeutet eine kompensierte respiratorische Alkalose (Tabelle 3).

Komplikationen

Zwei der 11 Patienten sind gestorben, einer durch Lungenembolie, der zweite an den Folgen einer Pneumonie und Sepsis jeweils nach 52 Monaten bzw. 5 Monaten chronischer Stimulation. Das Implantat mußte wegen technischer Gebrechen 3mal ausgewechselt werden und 2mal mußte ein Elektrodenwechsel wegen Bruch erfolgen.

Da es sich in allen Fällen um schwerstbehinderte Patienten handelt, die ohne Atemschrittmacher an eine Intensivstation gefesselt sind, diese jedoch die Chance erhalten, ein Leben mit gewissen sozialen Kontakten zu führen, bedeutet diese Verbesserung der Lebensqualität eine enorme Bereicherung für den Betroffenen. Die Versorgung des Patienten mit technischen Hilfen und die Rehabilitation in einem dafür geeigneten Zentrum kann auch diesem Leben Sinn und Hoffnung geben.

Zusammenfassung

Es wird das Prinzip der künstlichen Beatmung durch Elektrostimulation der beiden Nn. phrenici beschrieben und die Indikation zur Implantation eines elektrischen Atemschrittmachers dargelegt. Als wesentliche Indikation ist die zentrale Atemlähmung und die hohe Querschnittslähmung anzusehen. Die Applikationsart und das technische Prinzip der Karussellstimulation, beides wesentliche Charakteristika der in Wien entwickelten Beatmungsmethode, werden dargelegt und mit anderen in anderen Zentren zur Anwendung kommenden Systemen verglichen. Die klinischen Ergebnisse von 9 Patienten werden analysiert, wobei festgestellt werden muß, daß von diesen 9 Patienten 8 aus der Intensivstation nach Hause entlassen werden konnten. In 5 Fällen konnte die Tracheostomie verschlossen werden, in einem Fall, bedingt durch die Schädigung eines Nerven, muß eine temporäre Respiratorbeatmung in Kauf genommen werden. Als Komplikationen mußten sowohl technische Gebrechen an den Elektroden und 3mal am Implantat in Kauf genommen werden. Zwei Patienten sind verstorben, und zwar nach 52 bzw. 5 Monaten chronischer Dauerstimulation. In beiden Fällen war die Todesursache in keinen Zusammenhang mit der künstlichen Beatmung zu bringen. Auf die Praktikabilität des von der Wiener EPR-Gruppe entwickelten Systems wird hingewiesen.

Literatur

1. Aubier M, Murciano D, Lecocguic Y, Viires N, Pariente R (1985) Bilateral phrenic stimulation: a simple technique to assess diaphragmatic fagigue in humans. J Appl Physiol 58:58–64
2. Brouillette RT, Ilbawi MN, Hunt CE (1983) Phrenic nerve pacing in infants and children: a review of experience and report on the usefulness of phrenic nerve stimulation studies. J Pediatr 102/1:32–39
3. Cahill JL, Ikamoto GA, Higgins T, Davis A (1983) Experiences with phrenic nerve pacing in children. J Pediatr Surg 18/6:851–853
4. Fodstad H (1987) The swedish experience in phrenic nerve stimulation. Pace 10/2:246–251
5. Garrido H, Mazaira J, Gutierrez P, Gonzales E, Rivas J Madrazo J (1987) Continuous respiratory support in quadriphlegic children by bilateral phrenic nerve stimulation. Thorax 42:573–577
6. Gerner HJ, Kluger P (1986) Ateminsuffizienz bei Querschnittlähmungen. In: Schirmer M (Hrsg) Querschnittslähmung, S 490–499 (1986) Springer, Berlin Heidelberg New York
7. Glenn WWL, Holocomb WG, Shaw RK, Hogan JF, Holschuh KR (1976) Long-term ventilatory support by diaphragm pacing in quadriplegia. Ann Surg 183:566–577
8. Glenn WWL et al. (1980) The treatment of respiratory paralysis by diaphragm pacing. Ann Thorac Surg 30:106–109
9. Glenn WWL, Haak B, Sasaki C, Kirchner J (1980) Characteristics and surgical management of respiratory complications accompanying pathologic lesions of the brain stem. Ann Surg 191/6:655–663
10. Glenn WWL, Hogan JF, Loke JSO, Ciesielsiski TE, Phelps M (1984) Ventilatory support by pacing of the conditioned diaphragm in quadriplegia. N Engl J Med 310/18:1150–1155
11. Glenn WWL, Phelps ML, Elefteriades JA, Dentz B, Hogan JF (1986) Twenty years of experience in phrenic nerve stimulation to pace the diaphragm. Pace 9/6:780–784
12. Happak WH, Gruber H, Holle J, Janousek H, Mayr W, Schwanda G, Thoma H (1985) Single- and multi-channel nerve stimulation. A preliminary report on muscle fatigue. 2nd Vienna International Workshop on FES. Proceeding: 259–260
13. Holle J, Moritz E, Thoma H (1971) Die Wirkung der elektrophrenischen Respiration auf den Lungenkreislauf. Anaesthesist 20:102–106
14. Holle J, Baum M, Benzer H, Moritz H, Thoma H (1971) Die kombinierte elektrisch stimulierte Zwerchfell- und Respiratorbeatmung und ihr Einfluß auf Lunge und Kreislauf im Tierexperiment. 12. Tagung der Gesellschaft für Chirurgie, Innsbruck, Kongreßband 441–444. Verlag der Wiender Medizinischen Akademie, Wien
15. Holle J, Moritz E, Thoma H, Lischka A (1974) Die Karussellstimulation, eine neue Methode zur elektrophrenischen Langzeitbeatmung. Wien Klin Wochenschr 86:23
16. Kim JH, Manuelidis EE, Glenn WWL, Fukuda Y, Cole DS, Hogan JF (1983) Light and electron microscopic studies of phrenic nerves after long-term stimulation. J Neurosurg 58:84–91
17. Mayr W, Gerner H, Girsch W et al. (1987) Implantierbarer Atemschrittmacher – funktionelle elektrische Stimulation des Zwerchfells. Berichte der Informationstagung Mikroelektronik 87:479–484
18. Moritz E, Holle H, Thoma H, Lischka A (1974) Eine neue Methode der rhythmisch wechselnden Elektrostimulation von Fasergruppen eines Nerven. Langenbecks Arch Chir [Suppl] Chir Forum:205–208
19. Naples GG, Mortimer JT, Roessmann U, Sweeny JD, Crish TJ, Scheiner A (1986) A spiral nerve cuff electrode for use in FES. Soc Neurosci 12/2:1307
20. Radecki LL, Tomatis LA et al. (1976) Continuos bilateral electrophrenic pacing in an infant with total diaphragmatic paralysis. J Pediatr, pp 969–971

21. Sarnoff SJ, Hardenbergh E, Whittenberger J (1948) Electrophrenic Respiration. Am J Physiol 155/1:203–208
22. Stoehr H, Frey M, Losert U, Rosenkranz D, Thoma H (1981) Reaction of the electrode nerve connection on lowest DC-currents and high peak voltages (Proceeding, vol 5, Suppl). ISAO, 3rd Annual Meeting, Paris, pp 264–266
23. Stoehr H, Gerner HJ, Holle J, Moritz E, Schwanda G, Thoma H (1983) Continuous electrostimulation of the nervi phrenici pneumoelectric respiration (Proceeding). ISAO, Kyoto, Cleveland, pp 185–188
24. Thoma H, Gerner H, Holle J, Kluger P, Mayr W, Meister B (1987) The phrenic pacemaker, substitution of paralyzed functions in tetraplegia. ASAIO 10/3:248–249
25. Thoma H, Gerner H, Girsch W, Holle J, Mayr W, Stoehr H (1988) Implantable neurostimulators. The phrenic pacemaker – Technology and rehabilitation strategies. ISEK Proc. 7th Congress. Excerpta Medica, Amsterdam, pp 143–152

Untersuchungen zur Beatmung mit He-O$_2$- und N$_2$-O$_2$-Gemischen im halboffenen und geschlossenen Beatmungssystem (SV 900 B oder C)

K.-W. Fritz, J. Mottner, D. Patschke

Einleitung

Das Inertgas Helium (HE) wird häufig zur Diagnostik statischer Lungenfunktionsgrößen eingesetzt (FRC). In Kombination mit O_2 (80% He $-$ 20% O_2) verwendet man es zum Tiefseetauchen über 70 m Tiefe (Vermeidung des Tiefenrausches, sicherer Gastransport in den Alveolarbereich). Im Gegensatz zum N$_2$-O$_2$-Gemisch (80% $-$ 20%) garantiert He-O$_2$-Gemisch (80% $-$ 20%) aufgrund seiner geringeren Dichte (ein Sechstel von Luft!!) ein laminares Strömungsprofil im Bronchialbaum [4].

Experimentell wiesen wir nach, daß eine Verwendung gleicher Volumina (500 ml) He oder Luft, die mit Hilfe einer Starling-Pumpe unter gleichen Vorschubbedingungen über eine Stenose gepreßt wurden (Durchmesser 3 mm), der Druck vor der Stenose bei He-Verwendung um 60% abnimmt [4] (Abb. 1). Im Tierexperiment ($O_2 = 20\%$; He bzw. $N_2 = 80\%$) am beatmeten Hund waren die Unterschiede nicht so deutlich, bedingt durch gerätemäßige Schwierigkeiten [3]. Da die Dichte und die dynamische Zähigkeit eines He-O$_2$-Gemisches bei einem $F_IO_2 = 0,3$ ähnlich dem von $F_IO_2 = 0,2$ ist, verwendeten wir abwechselnd ein He-O$_2$- bzw. N$_2$-O$_2$-Gemisch ($F_IO_2 = 0,3$) unter verschiedenen PEEP-Formen zur Beatmung polytraumatisierter Patienten mit Lungen- oder Thoraxbeteiligung (RSF, Lungenkontusion e.g.). Dabei erwies sich, daß bei He-O$_2$-Verwendung insbesondere eine Abnahme des Beatmungsdruckes und der inspiratorischen Resistance zu verzeichnen war, im Gegensatz zu N$_2$-O$_2$-Gemischen bei adäquater Blutgasanalyse [5]. Hämodynamisch kam es bei steigenden PEEP-Manövern zu einer Verbesserung des CO, da durch sinkenden intrathorakalen Druck der Rückfluß zum Herzen gebessert war unter He-O$_2$-Verwendung [6].

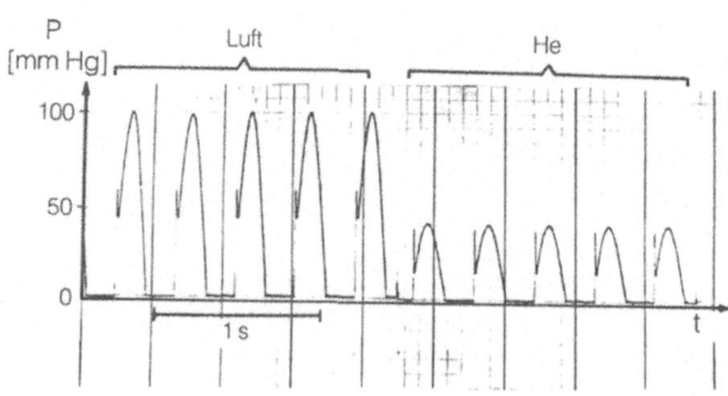

Abb. 1. Druck-Zeit-Diagramm bei konstantem Flow von He-Luft, Atemstoß: 500 ml; Stenosendurchmesser 3 mm

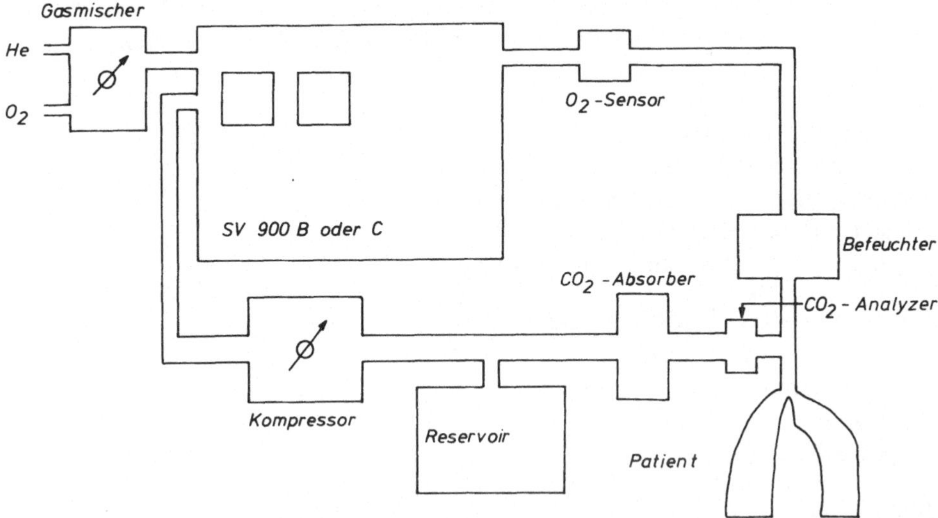

Abb. 2. Geschlossenes Beatmungssystem zur Beatmung mit He-O$_2$-Gemischen; inspiratorisch eingeschalteter O$_2$-Analyzer; exspiratorisch eingeschalteter CO$_2$-Analyzer

In der vorliegenden Untersuchung sollte der Frage nachgegangen werden, ob die schon im Kurzversuch erwähnten Ergebnisse sich auch unter Langzeitbeatmung bei einem koronarchirurgischen Patientengut verifizieren ließen. Weiterhin wurde, um Helium zu sparen, speziell für dieses Forschungsvorhaben ein geschlossenes Beatmungssystem von der Firma Siemens-Elema entwickelt (Prototyp), das sowohl an die verwendeten Geräte SV 900 B oder C konnektiert werden konnte (Abb. 2). Ein Einzelversuch wird dargestellt. Letztlich werden Möglichkeiten aufgezeigt, welche Möglichkeiten ein He-O$_2$-Gemisch noch bietet bei High-frequency-positive-pressure-Ventilation (HFPPV) und Weaning.

Material und Methodik

Zwei Gruppen von Patienten, die wegen einer fortgeschrittenen KHK einen aortokoronaren Venenbypass (ACVB) erhielten, wurden postoperativ 6 h lang mit He-O$_2$- bzw. N$_2$-O$_2$-Gemischen (F$_I$O$_2$ = 0,3) beatmet. Die präoperative Lungenfunktionsdiagnostik zeigte bei beiden Gruppen eine Gleichverteilung der atemmechanischen Parameter. Die Messungen begannen etwa 2 h nach Operationsende, wobei in der dazwischenliegenden Zeit der initiale F$_I$O$_2$ von 0,5 auf 0,3 gesenkt wurde. Alle Patienten waren sediert. Während der gesamten Beobachtungszeit (insgesamt 6 h) wurde eine Normoventilation angestrebt (p$_a$CO$_2$ 36–44 mm Hg). Beatmet wurde im halboffenen System mit Hilfe des SV 900 B (Firma Siemens; Gas: Fa. Messer Griesheim GmbH).

Angeschlossen waren ein Lungenfunktionsrechner und ein CO$_2$-Analyzer (Fa. Siemens). Verwendet wurde der konstante Flow des Gerätes. Von dem Gerät war eine Eichkurve erstellt worden, so daß das Meßprinzip des SV 900 B für beide

Gase gültig war. Der endexspiratorische Druck lag bei $+5\,\mathrm{cm}\,H_2O^1$ (PEEP). Die Messungen wurden stündlich registriert. Erfaßt wurden folgende Größen:

Atemmechanik

- Atemminutenvolumen (l/min)
- inspiratorischer Spitzendruck ($\mathrm{cm}\,H_2O$),
- inspiratorischer Plateaudruck ($\mathrm{cm}\,H_2O$),
- inspiratorische Resistance ($\mathrm{cm}\,H_2O/l/s$),
- exspiratorische Resistance ($\mathrm{cm}\,H_2O/l/s$).

Gasaustausch (arterielle Blutgasanalyse)

- O_2-Partialdruck (mmHg),
- CO_2-Partialdruck (mmHg),
- pH-Wert (dimensionslos),
- „base excess" (mmol/l)

Hämodynamik

- Herzfrequenz (min^{-1}),
- arterieller Mitteldruck (mmHg),
- zentralvenöser Druck (mmHg),
- linker Vorhofdruck (mmHg).

Das hämodynamische Monitoring wurde nicht durch einen Pulmonaliskatheter erweitert. Von allen Größen wurde der Mittelwert $\bar{x}$ sowie der mittlere Fehler der Standardabweichung $s_{\bar{x}}$ errechnet und graphisch dargestellt. Statistisch wurden die Ergebnisse nach dem Student-t-Test für unverbundene Wertepaare verglichen bei einer Irrtumswahrscheinlichkeit von $p < 0,05$.

Ergebnisse

Atemmechanik

Atemminutenvolumen (Abb. 3)

Das Atemminutenvolumen (AMV) lag initial unter N_2-O_2-Beatmung bei $8,93 \pm 0,42\,l/min$ und stieg nach 2 h auf $10,93 \pm 0,37\,l/min$ an. Gegen Ende des Untersuchungszeitraumes war es mit $9,19 \pm 0,42\,l/min$ gegenüber dem Ausgangswert geringfügig erhöht. Ausgehend von $7,84 \pm 0,21\,l/min$ bei Verwendung des He-O_2-Gemisches lag das AMV hier immer $> 1\,l$ unter dem Volumina der N_2-O_2-Gruppe. Die Differenz ist zu jedem Zeitpunkt statistisch signifikant.

Spitzendruck (Abb. 4)

Der Ausgangswert des Spitzendruckes (p_{max}) unter N_2-O_2 lag bei $22,82 \pm 1,66\,\mathrm{cm}\,H_2O$ im Gegensatz zu $16,64 \pm 0,52\,\mathrm{cm}\,H_2O$ bei He-O_2. Mit den höchsten

---

[1] $1\,\mathrm{cm}\,H_2O$ entspricht 98 Pa.

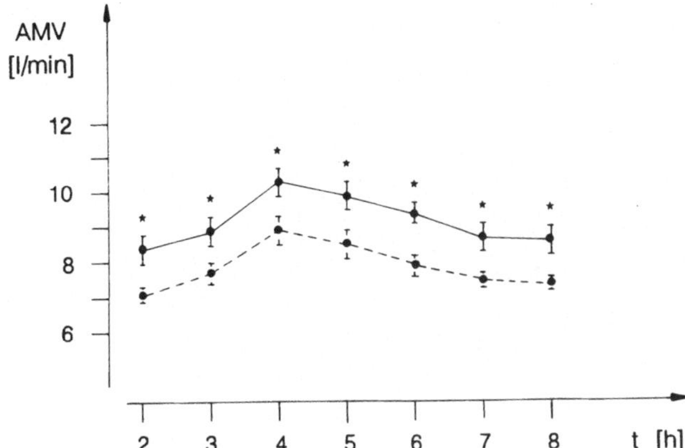

Abb. 3. Atemminutenvolumen (AMV) bei He-O$_2$-Beatmung (•— — —•, $\bar{x} \pm s_{\bar{x}}$) und N$_2$-O$_2$-Beatmung (•———•, n=12) (F$_1$O$_2$ = 0,3), * p < 0,05

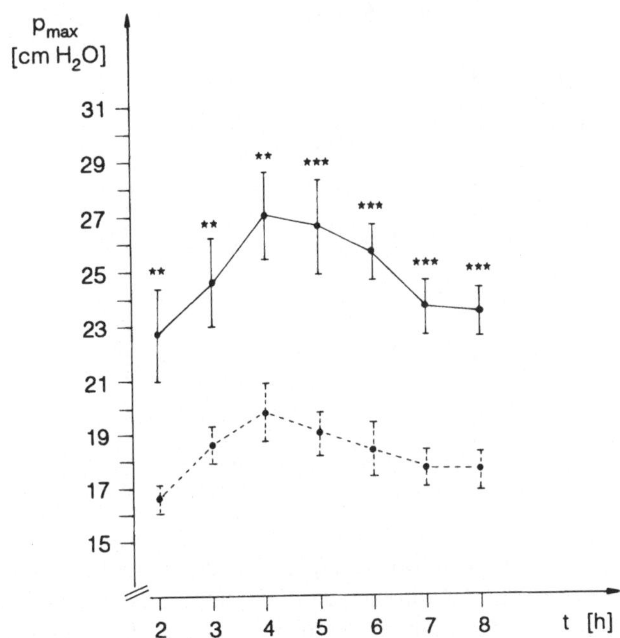

Abb. 4. Beatmungsspritzendruck (P$_{max}$) bei He-O$_2$-Beatmung (•— — —•, $\bar{x} \pm s_{\bar{x}}$) und N$_2$-O$_2$-Beatmung (•———•, n=12), (F$_1$O$_2$ = 0,3), ** p 0,01, *** p 0.005

Volumina 2 h nach Untersuchungsbeginn wurden bei beiden Beatmungsformen die maximalen Spitzendrücke erreicht (N$_2$-O$_2$: 27,0 $\pm$ 1,61 cm H$_2$O; He-O$_2$: 19,82 $\pm$ 1,05 cm H$_2$O). Anschließend sanken die Drücke wieder kontinuierlich ab auf 23,45 $\pm$ 0,85 cm H$_2$O (N$_2$-O$_2$) bzw. 17,64 $\pm$ 0,65 (He-O$_2$). Eine Signifikanz ließ sich in allen Fällen sichern (2.–4. h: p < 0,01; 5.–8. h: p < 0,005).

Plateaudruck (Abb. 5)

Zu Beginn betrug der Plateaudruck (p$_{plat}$ 16,64 $\pm$ 1.17 cm H$_2$O bei N$_2$-O$_2$-Beatmung, während er bei He-O$_2$ zu diesem Zeitpunkt bei 12,55 $\pm$ 0,40 cm H$_2$O lag. Diese Differenz von etwa 4 cm H$_2$O wurde während der gesamten Untersuchung beobach-

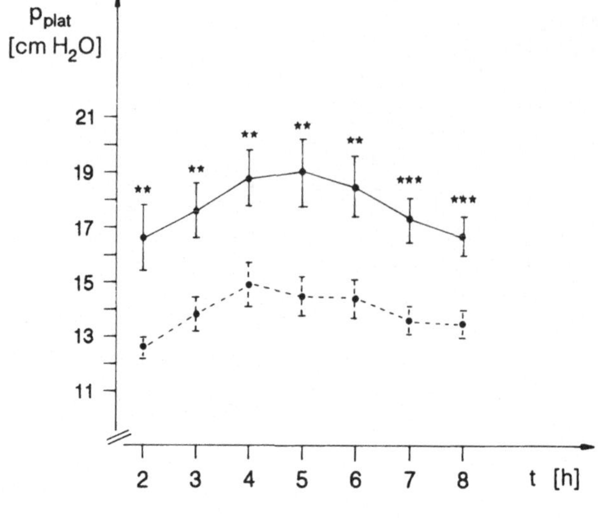

Abb. 5. Plateaudruck (p_{plat}) bei He-O_2-Beatmung (•– – –•, $\bar{x} \pm s_{\bar{x}}$) und N_2-O_2-Beatmung (•———•, n=12))$F_IO_2 = 0,3$), ** p < 0,01, *** p < 0,005

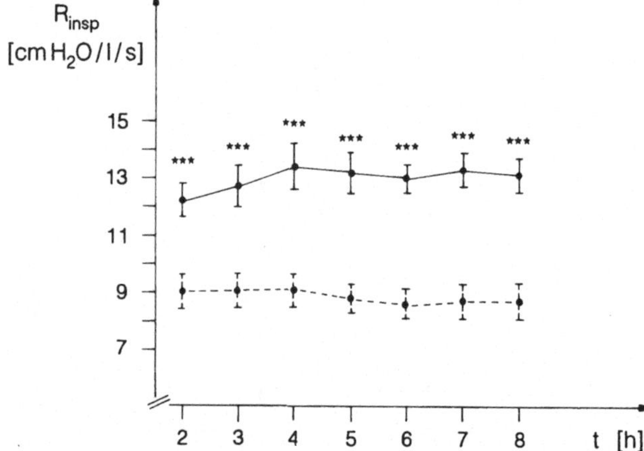

Abb. 6. Inspiratorische Resistance (R_{insp}) bei He-O_2-Beatmung (•– – –•, $\bar{x} \pm s_{\bar{x}}$) und N_2O_2-Beatmung (•———•, n=12) ($F_IO_2 = 0,3$), *** p < 0,005

tet. Die Maximalwerte lagen für diese beiden Gemische zwischen 4. und 5. h postoperativ. Während der letzten beiden Vergleichsmessungen ließ sich eine Signifikanz mit einer Irrtumswahrscheinlichkeit von p < 0,005 sichern, ansonsten mit p < 0,01.

Inspiratorische Resistance (Abb. 6)

Die inspiratorische Resistance (R_{insp}) schwankte innerhalb der beiden Gruppen im Verlauf kaum. Die Werte lagen im Mittel zwischen 12,18 und 13,36 cm H_2O/l/s bei N_2-O_2-Beatmung, bei Verwendung von He-O_2 zwischen 8,64 und 9,11 cm H_2O/l/s. Vergleichend ließ sich eine Differenz sichern, die immer zwischen 3–4 cm H_2O/l/s lag (p < 0,005).

Exspiratorische Resistance (Abb. 7)

Der exspiratorische Widerstand (R_{exsp}) zwischen beiden Beatmungsgasen war während des gesamten Untersuchungszeitraumes deutlich unterschiedlich. Die

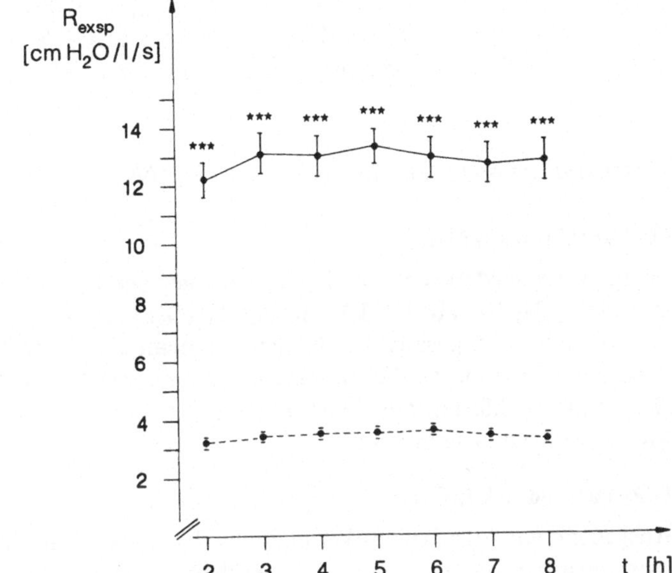

Abb. 7. Exspiratorische Resistance (R_{exsp}) bei He-O$_2$-Beatmung ($\bullet - - \bullet$, $\bar{x} \pm s_{\bar{x}}$) und N$_2$O$_2$-Beatmung ($\bullet\!-\!\!-\!\!-\!\bullet$, n=12) ($F_IO_2 = 0{,}3$), *** p < 0,005

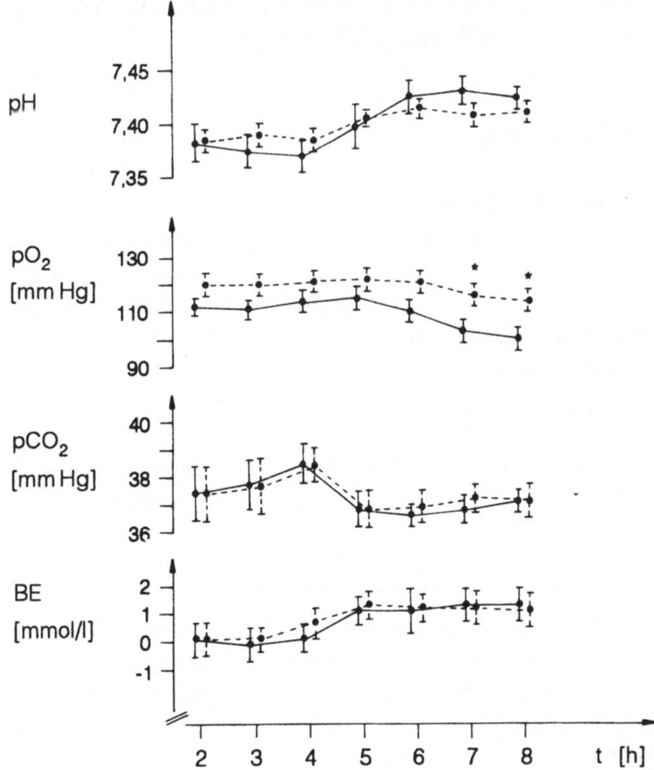

Abb. 8. Arterielle Blutgasanalysen bei He-O$_2$-Beatmung ($\bullet - - \bullet$, $\bar{x} \pm s_{\bar{x}}$) und N$_2$O$_2$-Beatmung ($\bullet\!-\!\!-\!\!-\!\bullet$, n=12) ($F_IO_2 = 0{,}3$), * p < 0,05

Differenz betrug im Mittel etwa 9 cm H$_2$O/l/s (p < 0,001). Die Ausgangswerte zu Beginn lagen bei N$_2$-O$_2$ bei 12,18 ± 0,63 cm H$_2$O/l/s im Gegensatz zu 3,2 ± 0,20 cm H$_2$O/l/s bei Verwendung des He-O$_2$-Gemisches.

Gasaustausch (arterielle Blutgasanalysen; Abb. 8)

O$_2$-Partialdruck (pO$_2$)

Diese Werte zeigten schon zu Beginn eine geringe Differenz zugunsten der He-O$_2$-Beatmung (N$_2$-O$_2$: 110,1 ± 3,36 mm Hg; He-O$_2$: 119 ± 4,36 mmm Hg). Der pO$_2$ stieg bis zur 4. h postoperativ bei beiden Gasgemischen etwas an, sank aber gegen Untersuchungsende deutlich unter den Ausgangswert N$_2$-O$_2$: 99,6 ± 4,02 mm Hg; He-O$_2$: 114,4 ± 3,85 mm Hg). Die Differenzen der letzten beiden vergleichenden Messungen waren signifikant.

CO$_2$-Partialdruck (pCO$_2$)

Ausgehend von identischen Werten in der 2. h belegten alle Messungen die alveoläre Normoventilation. Es bestanden zwischen beiden Gruppen keine Unterschiede, welche die direkte Vergleichbarkeit aller übrigen Daten einschränken.

pH-Wert und „base excess" (BE)

Beide Parameter lagen innerhalb der Normbereiche und wiesen keine signifikanten Abweichungen zwischen den beiden Beatmungsformen auf (Mittelwerte pH: 7,370 – 7,430; BE: – 0,05 bis + 1,27 mmol/l).

Hämodynamik

Herzfrequenz (Abb. 9)

Die höchsten Werte der Herzfrequenz (HF) wurden zu Beginn gemessen (N$_2$-O$_2$: 102,6 ± 3,81 min^{-1}; He-O$_2$: 98,9 ± 3,09 min^{-1}). Unabhängig von der Beatmungsform kam es zu einem kontinuierlichen Abfall der HF. Am Ende des Untersuchungszeitraumes wurden 93,5 ± 3,55 min^{-1} (N$_2$-O$_2$) bzw. 89,2 ± 2,78 min^{-1} (He-O$_2$) registriert.

Arterieller Mitteldruck (Abb. 10)

Ausgehend von fast identischen Werten des arteriellen Mitteldrucks ($\bar{p}_{art}$) war auch hier eine kontinuierliche Abnahme zu verzeichnen, die in beiden Gruppen zu ähnlichen Endwerten führte.

Zentralvenöser Druck (Abb. 11)

Bei N$_2$-O$_2$-Beatmung lagen alle Mittelwerte des zentralvenösen Drucks (CVP) zwischen 10,8 und 11,9 mm Hg, bei He-O$_2$ zwischen 9,5 und 10,6 mm Hg. Ein Unterschied in Abhängigkeit von der Beatmungsform ließ sich wegen erheblicher Streuungen der Meßwerte bei der geringen Anzahl der untersuchten Patienten nicht sichern.

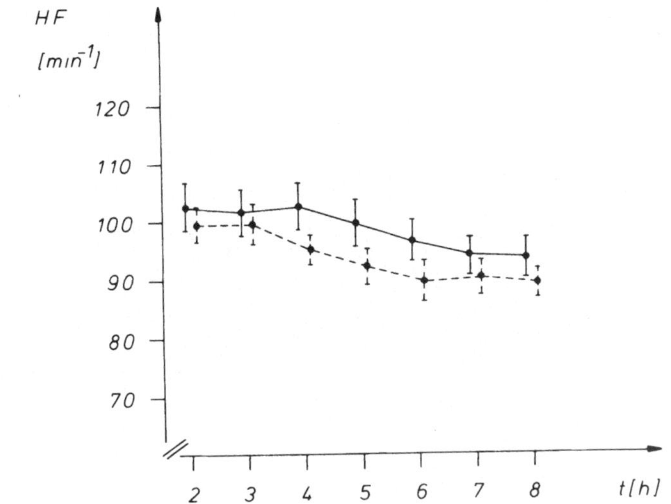

Abb. 9. Herzfrequenz (HF) bei He-O$_2$-Beatmung (•– – –•, $\bar{x} \pm s_{\bar{x}}$) und N$_2$-O$_2$-Beatmung (•———•, n=12) (F$_I$O$_2$ = 0,3)

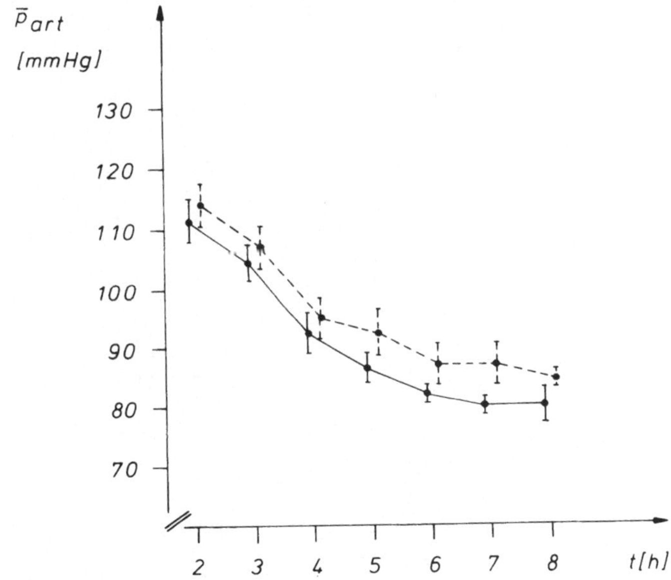

Abb. 10. Arterieller Mitteldruck ($\bar{p}_{art}$) bei He-O$_2$-Beatmung (•– – –•, $\bar{x} \pm s_{\bar{x}}$) und N$_2$-O$_2$-Beatmung (•———•, n=12), (F$_I$O$_2$ = 0,3)

Linker Vorhofdruck (Abb. 12)

Der linke Vorhofdruck ($\bar{p}_{LA}$) lag immer im Bereich der Norm (12,6 — 14,1 mm Hg) und war zwischen beiden Gruppen nicht signifikant unterschiedlich.

Kasuistik zur He-O$_2$-Beatmung mit Hilfe eines geschlossenen Beatmungssystems (Abb. 13).

Eine 67jährige Patientin erleidet einen Verkehrsunfall und wird mit dem Notarztwagen beatmet in die Klinik gebracht. Das Hauptverletzungsmuster besteht in einer

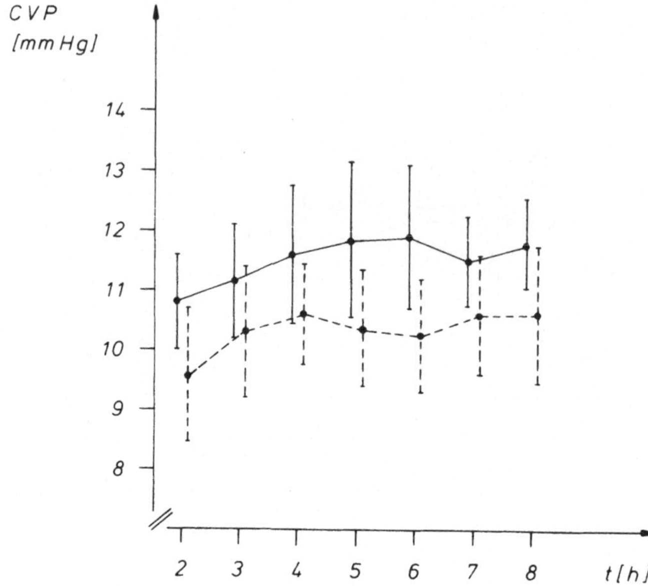

Abb. 11. Zentralvenöser Druck (CVP) bei He-O_2-Beatmung (•‑ ‑ ‑•, $\bar{x} \pm s_{\bar{x}}$) und N_2O_2-Beatmung (•————•, n=12) ($F_IO_2 = 0{,}3$)

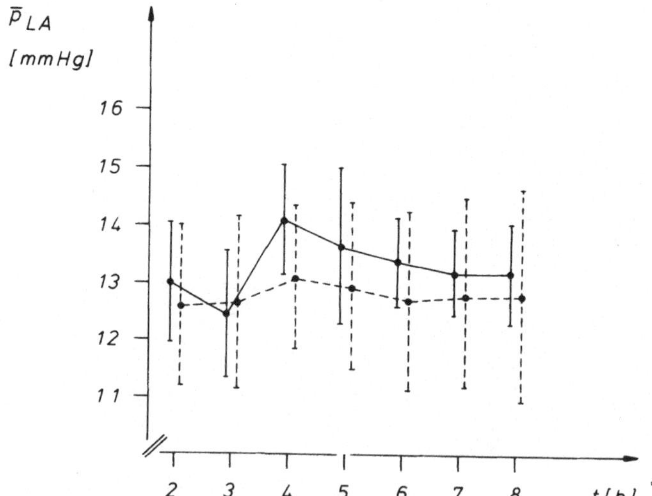

Abb. 12. Linker Vorhofdruck ($\bar{p}_{la}$) bei He-O_2-Beatmung (•‑ ‑ ‑•, $\bar{x} \pm s_{\bar{x}}$) und N_2-O_2-Beatmung (•————•, n=12) ($F_IO_2 = 0{,}3$)

schweren Lungenkontusion links sowie einem stumpfen Bauchtrauma. Bei der Laparatomie findet man eine massive rechtsseitige Leberruptur, die zu einer Leberteilresektion zwingt. Der Blutverlust kann schnell und gut kompensiert werden. Die pulmonalen Veränderungen verlangen, daß die Patientin mit einem inspiratorischen O_2-Gehalt von $F_IO_2 = 0{,}4$ beatmet werden muß. Schon in der Frühphase der Beatmung stellen sich hohe Beatmungsdrücke ein ($\sim$ p_{insp} $\sim$ 50 cm H_2O). Kurzzeitig wird der Versuch einer He-O_2-Beatmung unternommen ($F_IO_2 = 0{,}4$). Der p_{insp} sinkt auf 40 cm H_2O bei adäquater Ventilation. Begrenzte He-Vorräte zwingen zum vorübergehenden Abbruch. Nach Weiterführender He-O_2-

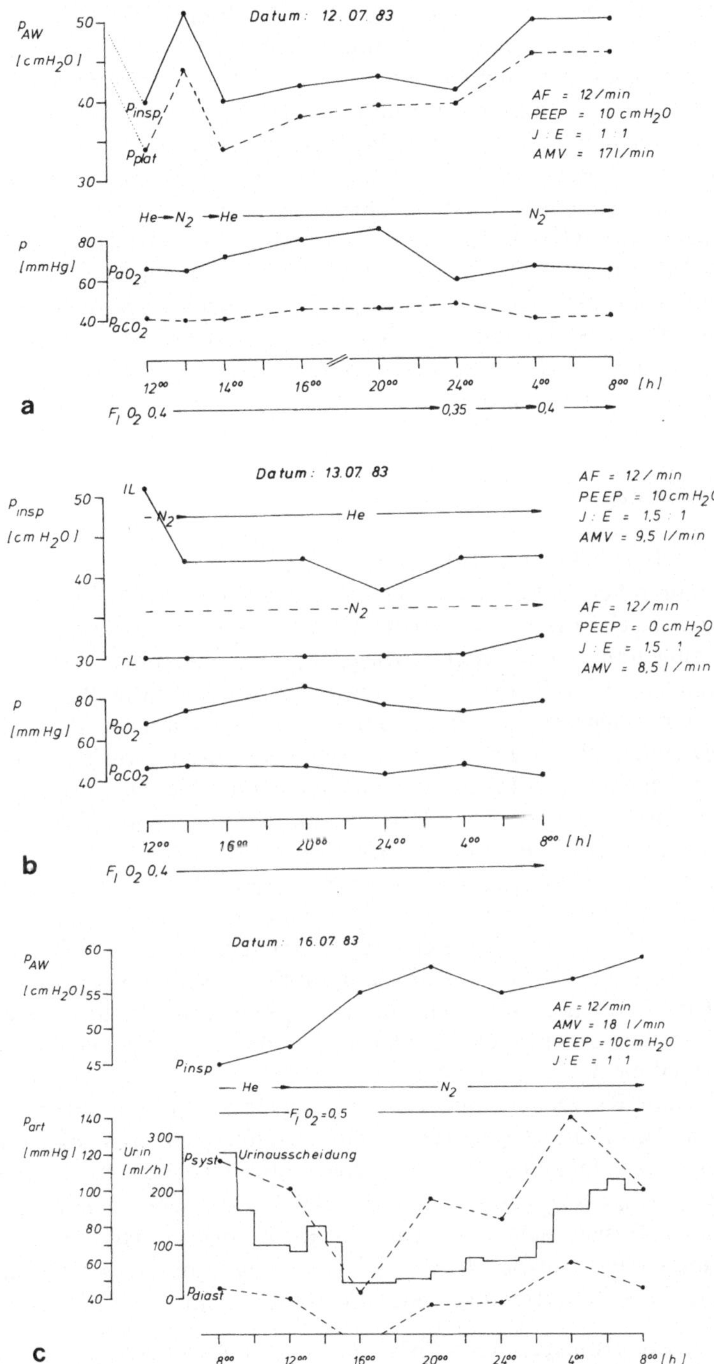

Abb. 13a–c. Beatmung einer polytraumatisierten Patientin (P.R.) mit abwechselnd He-O$_2$- bzw. N$_2$-O$_2$-Gemischen (F$_I$O$_2$ = 0,35 – 0,4). p_{aw} Atemwegsdruck; p_{insp} Inspirationsspitzendruck; p_{plat} Plateaudruck; p_aO_2 arterieller O$_2$-Partialdruck; p_aCO_2 arterieller CO$_2$-Partialdruck; p_{art} Blutdruck (p_{syst} und p_{diast}) (weitere Erläuterungen s. Text)

Beatmung ($F_IO_2 = 0{,}4$; J:E $= 1{:}1$; PEEP $= 10\,\mathrm{cm\,H_2O}$; AMV $= 17\,\mathrm{l/min}$; AF $= 12/$min) findet man wieder Inspirationsspitzendrücke, die $\sim 12\,\mathrm{cm\,H_2O}$ unter vergleichbarer N_2-O_2-Beatmung liegen. Endexspiratorisches pCO_2 und pO_2 zeigen einen suffizienten Gasaustausch. Kurzzeitig (He-Vorräte) muß wieder auf N_2-O_2-Ventilation umgestellt werden, wobei die Beatmungsdrücke wieder zunehmen. Im Röntgenbild des Thorax zeigt sich eine zunehmende Verschattung der linken Lunge, die zur seitengetrennten Ventilation führt (2 Servoventilatioren). Die kranke Lunge wird kurzzeitig mit N_2-O_2 (Kontrollwert!), dann mit He-O_2 beatmet ($F_IO_2 = 0{,}4$; AF $= 12$; PEEP $= 10\,\mathrm{cm\,H_2O}$; I:E $= 1{,}5{:}1$; AMV $= 9{,}5/\mathrm{l/min}$. Die Blutgasanalyse zeigt eine suffiziente Ventilation. Leider stellt sich bei der Patientin ein septisches Geschehen ein, das zu steigenden F_IO_2-Konzentrationen zwingt. Die DLV („different lung ventilation") muß aufgegeben werden. Hohe F_IO_2-Anteile bringen keine Vergünstigungen mehr. Unter den Zeichen des septischen Schocks verstirbt die Patientin.

Diskussion

Barach u. Eckmann [1] berichteten 1936 erstmalig über den Vorteil einer He-O_2-Atmung bei Asthmatikern [1]. Er stellte bei seinen Patienten eine Abnahme der Atemarbeit sowie eine wesentliche Verbesserung des exspiratorischen Flow fest. Wenige Jahre später beschrieb Segal [8], daß bei Asthmatikern während eines akuten Anfalls nur He-O_2 den Erstickungstod verhindert hätte [8].

Grundlegende Erkenntnisse über He-O_2-Atmung wurden beim Tiefseetauchen gewonnen [9]. Um einen Tiefenrausch zu vermeiden, sowie einen sicheren Gastransport bei über 70 m Tauchtiefe zu haben, müssen hier He-O_2-Gasgemische verwendet werden [9]. Ehehalt et al. [3] beatmeten 1978 Hunde mit He-O_2-Gemischen, fanden aber keine guten Präferenzen beim Vergleich zu N_2-O_2-Gemischen, was sie auf die mangelnde technische Voraussetzung zurückführte. In der eigenen Arbeitsgruppe wurde primär vergleichende Untersuchungen bei polytraumatisierten Patienten mit Thorax- oder Lungenbeteiligung durchgeführt [5, 6]. Dabei gab es positive Ergebnisse bei Beatmungsdrücken, inspiratorische Resistance und CO (bei hohen PEEP-Formen) zu Gunsten eines He-O_2-Gemisches [5, 6]. Je höher der Atemwegswiderstand unter N_2-O_2-Ventilation war, desto günstiger sind die He-O_2-Ergebnisse (Abnahme der p_{max} und R_{insp} um $\sim 25\%$).

Diese Kurzzeitergebnisse wurden an einem koronarchirurgischen Patientengut nach ACVB im Langzeitversuch über 6 h überprüft. Bei adäquater Hämodynamik gab es auch hier eine deutliche Verbesserung bei den atemmechanischen Parametern (p_{max}; R_{insp}; R_{exsp}) zu Gunsten des He-O_2-Gemisches. Die Blutgasanalyse war bei beiden Gasgemischen adäquat. Um He zu sparen, wurde ein geschlossenes Beatmungssystem entwickelt, das die vermuteten günstigen Ergebnisse, insbesondere auch bei seitengetrennter Ventilation (enge Atemwege!) bestätigte.

Eine Erklärung für dieses Phänomen mag in folgenden Punkten liegen.

1) Die physikalischen Eigenschaften des He-O_2-Gemisches ermöglichen, anders als bei N_2-O_2-Gemischen, auch bei höheren Strömungsgeschwindigkeiten ein laminares Strömungsprofil im Bronchialbaum zu erhalten. Der Widerstand durch Wandreibung und Turbulenzen sinkt, insbesondere an Stenosen.

2) Im bronchoalveolären Endstromgebiet entstehen an den Aufzweigungen immer wieder neue Einlaufvorgänge, die Wirbelbildungen verursachen [4]. Diese Einlaufvorgänge vorausgesetzt, sinkt bei He-O$_2$ aufgrund der geringeren Dichte die Neigung zur Turbulenzbildung.

3) Wie bei der IRV kommt es bei der Verwendung von He-O$_2$-Gemischen zu einer vermehrten Eröffnung von Alveolen bei nicht erhöhter Totraumventiltion [2]. Bei der gleichmäßigeren Volumenverteilung sind die Drücke in der Alveole niedriger, was den „Surfactant" schonen könnte und einem pulmonalen Barotrauma vorbeugen würde.

4) Da CO$_2$ 6fach leichter in eine He-O$_2$Atmosphäre ausgetauscht wird, bringt es günstigere Ergebnisse bei der HFPPV [7].

5) Auch kann der Patient in der Weaningphase besser atmen; erste ermutigende Ergebnisse liegen vor.

Zusammenfassung

Postoperativ wurden koronarchirurgische Patienten (n = 12 in jeder Gruppe) entweder mit He-O$_2$ oder N$_2$-O$_2$ (F$_I$O$_2$ = 0,3) beatmet. Wie von der Physik her vermutet, sanken p$_{max}$, p$_{plat}$ und R$_{insp}$ unter He-O$_2$ um 20–25% ab, R$_{exsp}$ sogar auf ein Viertel des Ausgangswertes unter N$_2$-O$_2$-Gemischen. Der Gasaustausch und die Hämodynamik waren adäquat. Bei Anwendung des geschlossenen Systems, insbesondere unter DLV-Bedingungen, sind diese Ergebnisse noch günstiger bei Inertgasverwendung. Ebenso sollten HFPPV und Weaning mit Hilfe von He-O$_2$-Gemischen verstärkt erforscht werden.

Literatur

1. Barach AL, Eckmann M (1936) The effects of inhalation of helium with oxygen on the mechanics of respiration. J Clin Invest 15:47–61

2. Baum M, Benzer H, Mutz N, Pauser G, Toncran L (1980) Inversed ratio ventilation (IRV). Die Rolle des Atemzeitverhältnisses in der Beatmung bei ARDS. Anaesthesist 29:592–592

3. Ehehalt V, Tabbert M, Mottner J (1980) Die Verminderung von Strömungswiderständen bei Beatmung mit He-O$_2$-Gemischen. In: Weis KH, Cunitz G (Hrsg) 25 Jahre DGAI. Springer, Berlin Heidelberg New York

4. Fritz K-W, Kramer K, Tabbert M, Mottner J, Ehehalt V, Hendrick HH, Patschke D (1982) Physikalische und experimentelle Grundlagen einer Helium-Sauerstoff-Beatmung. mta-praxis 8:305–311

5. Fritz K-W, Tabbert M, Mottner J, Patschke D (1982) Die Beatmung polytraumatisierter Patienten mit He-O$_2$ und N$_2$-O$_2$-Gemischen I. Atemmechanik und pulmonaler Gasaustausch. Anaesthesist 31:323–329

6. Fritz K-W, Tabbert M, Mottner J, Patschke D (1984) Die Beatmung polytraumatisierter Patienten mit He-O$_2$ und N$_2$-O$_2$-Gemischen II. Hämodynamik. Anaesthesist 33:96–98

7. Gros AM, Guernard H, Boudney C (1988) High-frequency jet ventilation with helium and oxygen (Nitrox). Anesthesiology 69:417–419

8. Segal MS (1943) Inhalation therapy in the treatment of serious respiratory disease. N Engl J Med 278:1355–1359

9. Zeft HJ, Behar VS, Quingley DG, Shaw EG, Welch BE (1966) Observations on man in an oxygen helium environment at 380 mm Hg total pressure I. Clin. Aerosp Med 37:449–453